腰痛は歩き方を変えるだけで完治する

さかいクリニックグループ代表
酒井慎太郎

腰痛になった!

さあ、みなさんはどうしますか?

1 安静にして痛みが引くのを待つ
2 湿布薬を買ってきて貼る
3 近くの整形外科か、整体へ行く

この3つが、ごく一般的な対処法ですね。
でも、腰痛がなかなか治らない…。
腰痛ってそういうものかな、とあきらめていませんか？
そんな方に朗報です！
腰痛は歩き方を変えるだけで完治するのです!!

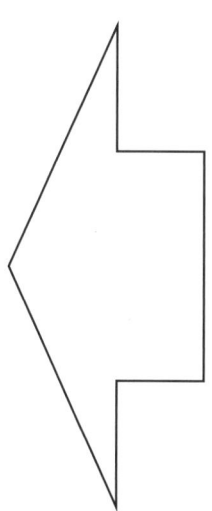

今日から
さかい式関節矯正ウォーキング
を実践してください！

まずは、背筋を伸ばしてまっすぐに立ちます。背中に板が入った感じですよ。後頭部、肩、お尻、かかとが一直線になることがポイントです。頭が真上に引っ張られているイメージをしてください。この基本の立ち方をまずマスターすることが大切です。

さあ、ここから歩き始めます。

目線をまっすぐ前にして、あごを引きます。

足は、おろすときはかかとから、蹴るときは親指の裏で、が基本です。後ろの脚の膝からふくらはぎがピンと張るように意識してください。

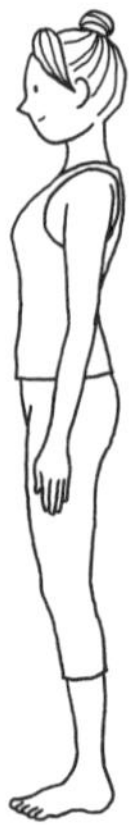

❶まず正しい姿勢をとる

さかい式関節矯正ウォーキングの肝は、ふくらはぎのエクササイズです。常にふくらはぎを意識して歩くことが大切です。

慣れてきたら、ひじを曲げてリズミカルに振ってみます。

この歩き方、決して楽ではありません。5分も歩くと汗ばんできます。それを頑張って続けると、腰痛は嘘のように治ってしまいます。

悪い立ち姿勢

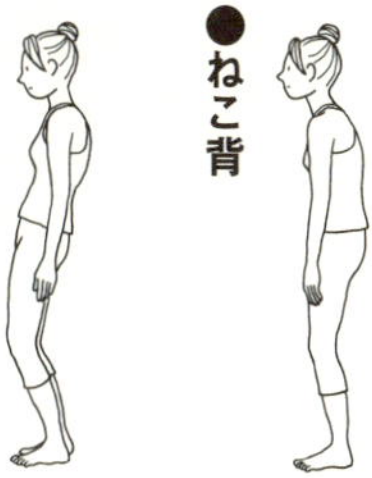

●ねこ背

●下腹が前に出る

❷正しいフォームを意識して歩く

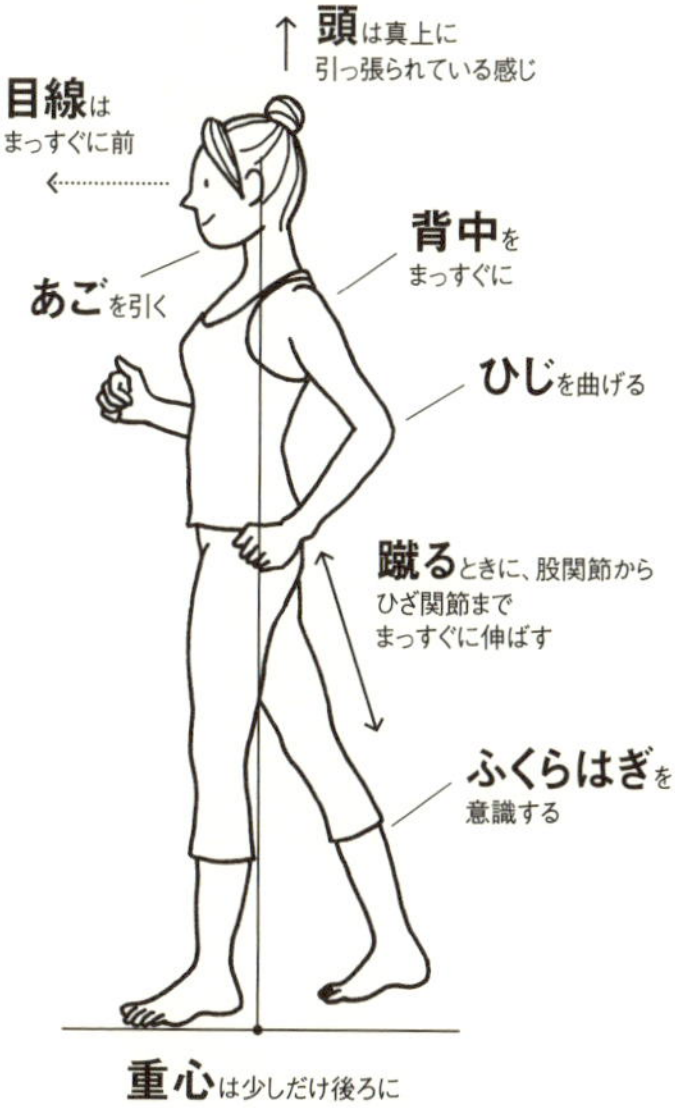
頭は真上に引っ張られている感じ
目線はまっすぐに前
背中をまっすぐに
あごを引く
ひじを曲げる
蹴るときに、股関節からひざ関節までまっすぐに伸ばす
ふくらはぎを意識する
重心は少しだけ後ろに

❸このさかい式関節矯正ウォーキングを1日5分続ける

間違いだらけの腰痛の常識、こんな人は治らない!?

テレビや雑誌の情報をすぐに信じる

62歳　女性

Aさんは40代のころから腰痛が始まり、指圧、マッサージ、整体などいろいろな治療を受けましたがよくなりません。テレビや雑誌で評判のいい病院を訪ねることを続けています。

年配の方に多いパターンとして、医者頼みの受け身姿勢があります。治療が効果的な方の多くは、自分から積極的に取り組む人です。日ごろの姿勢、簡単な体操など、やるかやらないかは、本人次第なのです。

「とりあえず、安静」がいいと思っている

専業主婦　34歳　女性

毎日、家事に育児に忙しいBさん。若いころから慢性的な腰痛に悩んできました。思い立って行った病院では「とりあえず、安静にしてください」。どうしたらいいかよくわからず、ベッドで休んでいると、「このまま治らないのではないか」と不安になります。だんだん、寝ている時間が長くなり、起き上がることが億劫になってしまいました……。

「とりあえず、安静」とはよく聞きますが、とてもわかりにくい指示です。私は、「安静」にしていていいのは、2日間と考えています。それ以上、体を動かさないと血流が悪くなり、体のあちこちに不調が生まれます。また、日中の運動量が減って夜眠れなくなると、自律神経のコントロールが利かなくなり、交感神経が亢進します。こうして、精神的な不安はますます助長されるのです。

安静はほどほどに。しっかり体を動かすことが大切です。

腰痛には「筋トレ」がいいと信じている

ダンサー　56歳　男性

ダンサーのCさんは、若いころからスポーツが得意でした。仕事でも飛び跳ねるシーンが多く、自慢の体力を生かして活躍していました。ところが、徐々に腰痛や足の痺れを感じるように。病院で相談すると、「腰痛には筋トレがいいですよ」。それから1日2時間の筋トレを日課にすると、次第に痛みがひどくなり……。

腰痛の常識は時代とともに変わっています。かつては、腰痛には筋トレがいいと言われていましたが、現在では筋肉を硬くするトレーニングのし過ぎはよくないとわかってきました。日常の姿勢を見直し、必要以上の負荷を腰椎にかけないようにすることが大切でしょう。

腰痛を加齢や職業病だと諦めている

宅配ドライバー　43歳　男性

仕事柄、重い荷物を持って動き回ることが多いDさん。日ごろから腰にだるさや軽い痛みを感じていたところ、ある日、突然、ぎっくり腰に。

病院では「椎間板が減っていますね。2、3日安静にしてください。湿布を出しておきましょう」との診断。数日、横になっていると、確かに痛みが治まりました。ところが、2年後、腰の痛みが再発。職業病かな、と諦めています……。

腰痛を「加齢」「職業病」と諦めている人は、驚くほどたくさんいます。ぎっくり腰を繰り返していると、椎間板ヘルニアや脊柱狭窄症などになる恐れがあります。

そもそも、腰痛の原因はレントゲンやMRIでは、よくわかりません。なぜなら、日常生活での悪い姿勢がもたらす負担が、一番の原因だからです。

Dさんのような宅配ドライバーは、前かがみになることが多い仕事です。荷物を持つとき以外は、しっかりと背筋を伸ばした立ち姿勢、座り姿勢を心がけ、さかい式関節矯正ウォーキングを実施すれば、腰痛の不安は解消されるでしょう。

はじめに

私は、これまで数々のメディアで、自宅でできる簡易関節包内矯正を紹介してきました。とても反響が大きく、その成果に満足しています。

いつしか「ゴッドハンド」と異名をつけていただき、続々と出演依頼が押し寄せています。これほど私のことを頼りにしてくれる方がいらっしゃることに驚くとともに責任を感じています。

本書では、腰痛の悩みを解消するために「正しい姿勢で歩く」という、新しい治療法を初公開しました。きちんと歩くと、関節がスムーズに動き、体全体の血流が驚くほどよくなることがわかったのです。それは、腰痛はもちろん、体に起こるさまざまな不具合を解消してくれます。まさに**健康法の革命**です。

私は、この新しい歩き方を**「さかい式関節矯正ウォーキング」**と名づけました。若い方から年配の方まで、誰でも実践でき効果を実感することができます。これで世の中のすべての腰痛はなくなると考えています。

え！　歩いて腰痛を治すの？　そんなこと本当にできるの？

そんな疑問を持つ方もいるでしょう。でも、私を信じてください。**一日１７０人以上の腰痛患者さんたちに接してきた、その経験から導き出したファイナルアンサーが、「さかい式関節矯正ウォーキング」なのです。**

正しい姿勢による、正しい歩き方。しかも、一日5分から始められるという手軽さです。**悪い姿勢でだらだらと1時間歩いてもダメ！　正しいウォーキング法で5分間、歩くことから始めてください！**

日本中で、今、腰痛に苦しんでいる人は４０００万人いると言われています。また、80％の人が、一生のうちに最低一度は腰が痛くなる経験をするのだそうです。

信じられない数字ですね。

私が経営する「さかいクリニックグループ」では、これまでに延べ60万人以上の患者さんに接してきました。患者さんの症状は、もちろん人それぞれですが、治療が終わって痛みがなくなったときのうれしそうな笑顔は共通です。なかには私の手を握り、涙ぐむ方までいらっしゃいます。

それほどに腰痛はつらい病気であり、誰もが「かかりたくない」と思っている病気のひとつだと思います。


腰痛がほかの内臓疾患などと違う一番のポイントは、「原因がわからない」ということです。原因がはっきりしている腰痛は、たったの15％しかありません。

病院に行くとレントゲンやＭＲＩを撮られ、「加齢です」「骨に異常はありません」などと言われます。それは「原因がわかりません」と言っているのと同じことです。

私は、多くの患者さんたちを診ているうちに、**85％を占める「原因不明の腰痛」の**

原因を、ついに解明しました。それは、仙腸関節のロッキングでした。そして、**そのトラブルは関節包内矯正という施術で治すことができることも発見**しました。

仙腸関節？　ロッキング？　関節包内矯正？

何のことかわかりませんよね。今はそれでけっこうです。本書を読んでいくうちに、そのすべてを理解していただけるはずです。

なかにはテレビやラジオ、雑誌などで私の治療法をご覧になった方もいらっしゃるでしょう。おかげさまで、全国から飛行機で当院を訪ねてくる方も少なくありません。なかには海外から来られた方もいらっしゃいます。

逆に言えば、当院の施術を受けたくても、来ることができない方も多いということです。私はそういう方々に、この本を通して治療をして差し上げたいと願っています。

酒井慎太郎

目次

Chapter 2 立ち方、歩き方、座り方、正しい姿勢を身につけよう!

Chapter 4 原因はこれだ！　知っておきたい腰痛のメカニズム

Chapter

1

1日5分歩き方を変えるだけ、腰痛はみるみるよくなる！

① 1日たった5分で絶対によくなる！さかい式関節矯正ウォーキング法

腰痛を治すには立ち方、座り方、寝方の基本姿勢といった生活習慣を修得することが必要です。その中でも、特に私がおすすめするのが、**「さかい式関節矯正ウォーキング法」です。正しく歩くことは、腰に負担をかけないばかりでなく、すべての関節痛を治す集大成だからです。**

関節痛だけではありません。近年、ウォーキングは無理のない健康法としてとても注目されていますよね。その効果は、高血圧、高血糖、高コレステロールの改善はもとより、アンチエイジング全般にわたるのです。

私はその理由を、ウォーキングが血液と神経の流れをよくしてくれるからだ、と考えています。

すべての関節がスムーズに動くようになり血流がよくなれば、腰痛ばかりでなく、内臓疾患、神経の病気、婦人科の病気など、すべてがいっぺんによくなるのです。

ラジオの番組でご一緒していただいている大沢悠里さんも、この考えに賛成してくれています。

本書で初公開する「さかい式関節矯正ウォーキング法」を1日たった5分でいいので試してください。そして、本当の健康を自分のものにしてください。

2 まず、この〝正しい姿勢〟で5分だけ歩いてみよう！

ウォーキングはただ歩けばいいというわけではありません。正しい姿勢で歩いてこそ意味があります。**60分ただ歩くより、5分間意識して歩くほうが効果的です。**

まずは、正しいフォームを覚えましょう。

さあ、正しい立ち姿勢からスタートです。

頭を上から引っ張られているイメージで真上に伸ばします。後頭部、肩甲骨、骨盤（お尻）、かかとが一直線ですよ。

正しく立ちましたか？

では、一歩踏み出します。

さかい式関節矯正ウォーキングのフォーム

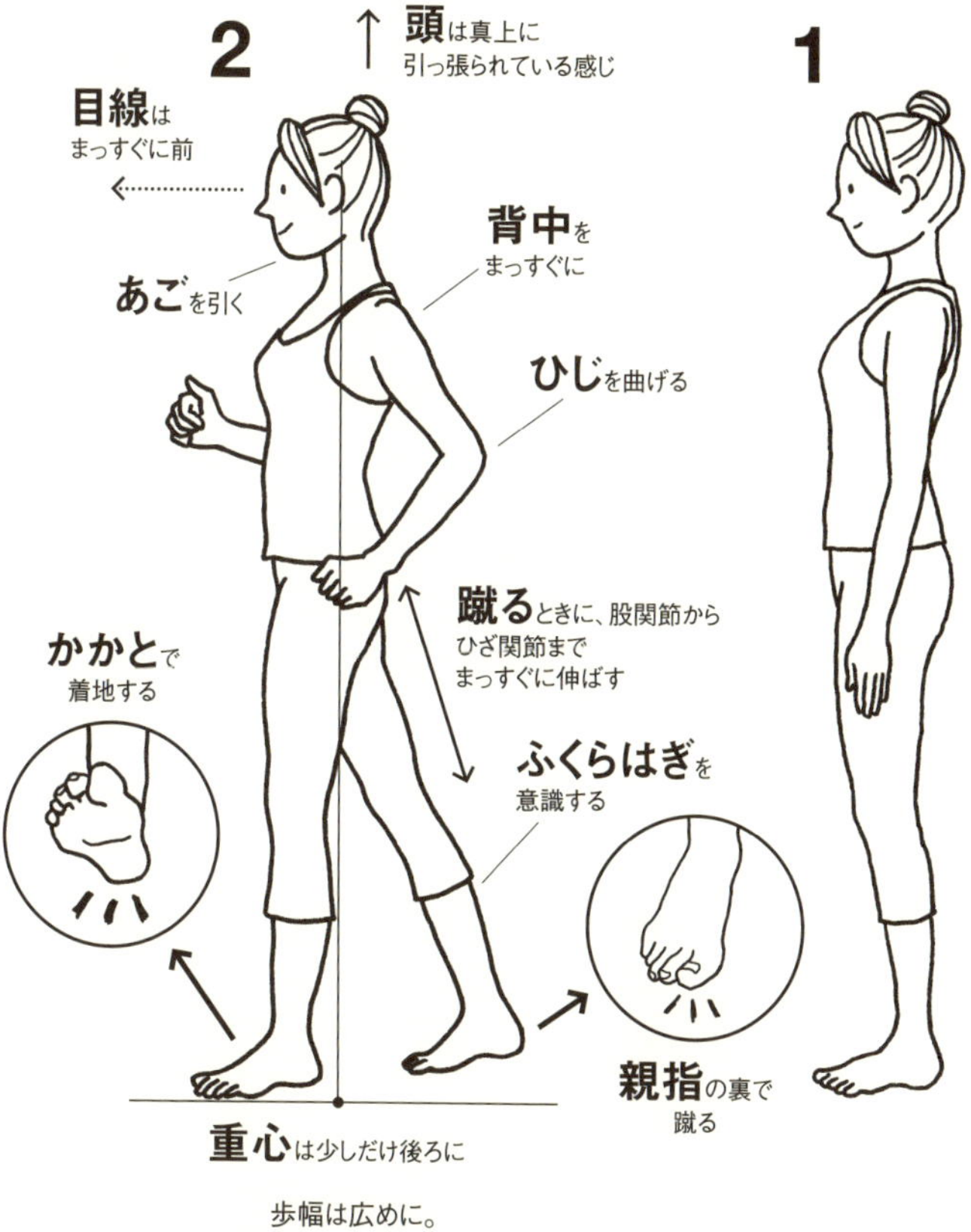
2
1
頭は真上に
引っ張られている感じ
目線は
まっすぐに前
背中を
まっすぐに
あごを引く
ひじを曲げる
蹴るときに、股関節から
ひざ関節まで
まっすぐに伸ばす
かかとで
着地する
ふくらはぎを
意識する
親指の裏で
蹴る
重心は少しだけ後ろに

歩幅は広めに。
重心は中心より少しだけ後ろよりにします。
視線をまっすぐ前に向けると、
あごが引けていい姿勢になります。
ひじを曲げてリズミカルに振るように。
5分間、意識して歩くようにしましょう。

まずはリラックスして
正しく立ちます。
ここからスタートです。

はい、ストップ！　ここでフォームをチェックします。**前かがみにならないように、重心を7割くらい後ろに残すようにします。**前傾したほうがスタスタと歩けそうな気がしますが、それはさかい式では正しいフォームといいません。

前に出た足と後ろの足の真ん中に体の軸がくるように意識します。お腹を引き締めて、背中は反ります。これで少し後ろに重心がきたはずです。ちょっと偉そうに見えるかもしれません。

ここで意識したいのは、23ページのイラストのように**後ろの足の股関節とひざ関節がまっすぐに伸び切っていることです。**うまくイメージがつかめない人は、親指のつけ根で地面を蹴るようにしてみてください。そうするとひざがきれいに伸びるはずです。

ここ、ポイントです！

そして、目線はまっすぐ遠い前方を見ます。下を向かないように注意！

さあ、少し歩いてみましょう。どうですか？　フォームをキープできていますか？

着地はかかとから、蹴るのは親指のつけ根、が基本です。

慣れてきたら、手を軽く握って振ってみましょう。ひじを軽く90度に曲げてください。腕を振ると、自然とあごが引きやすくなります。フォームもちょっと本格的に感じるでしょう。

はい、OKです。

いかがですか？　正直言って、ちょっと苦痛ですよね。でも、ここが踏ん張りどころです。立つ姿勢と同様に、ちょっと気を抜くとすぐに元に戻ってしまいますが、最初はそれでけっこうです。むしろ悪い姿勢が素直に出るのが歩くときなんです。

3

ラクな姿勢は悪い姿勢、ここをチェックして正しい姿勢に直そう

次に典型的な悪いフォームを見ていきましょう。

一番多いのは、腰が後ろに落ちて背中が丸まったスタイルです。なぜこのフォームが多いかといえばラクだからです。別の言い方をすれば省エネです。長い距離を疲れずに歩こうとすると、どうしてもこの形に落ち着いてしまいます。

次に多いのは重心が前に寄る、前傾姿勢です。特に急ぎ足になると、誰でもこのフォームになります。当然、頭が前に出ますので、頚椎、腰椎に負担がかかります。これではいけません。今回は姿勢を意識することが目的で、速く移動することが目的ではありません。

悪い歩き方

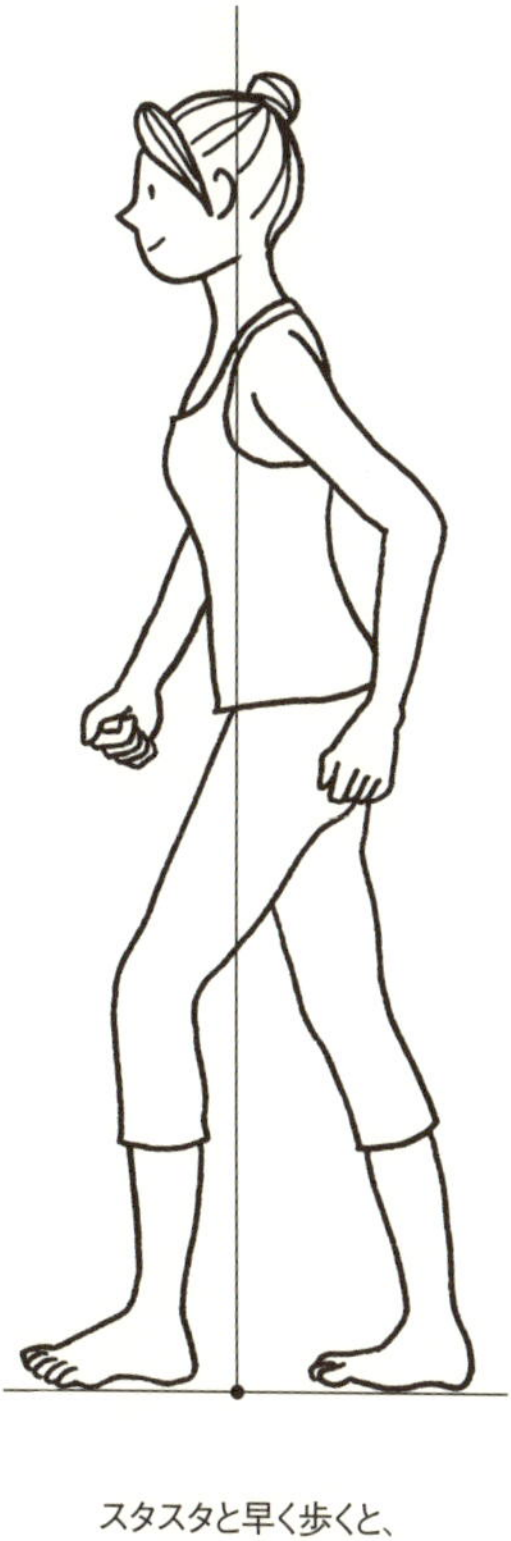

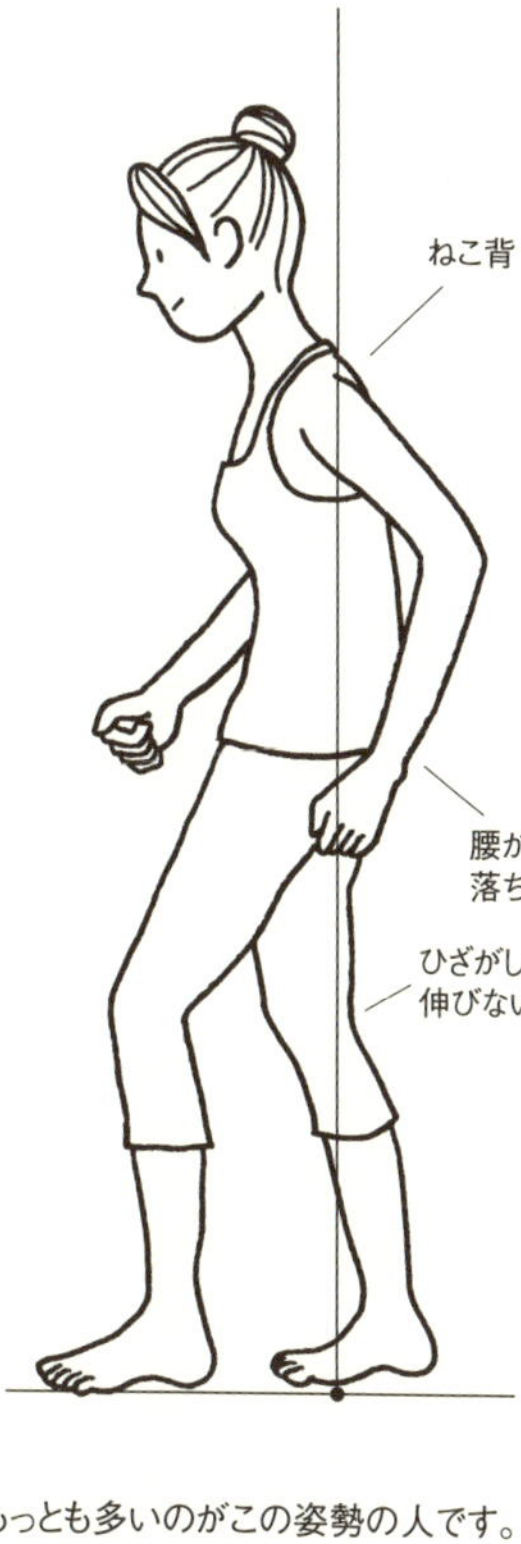

スタスタと早く歩くと、
重心が前よりになり
この姿勢になりがちです。
これも関節を調整する
ウォーキング法には向きません。

もっとも多いのがこの姿勢の人です。
腰が落ちてねこ背になっています。
歩きやすいために
疲れずに歩き続けられますが、
これでは意味がありません。

さかい式関節矯正ウォーキングの目的は、ラクに歩くことでも急いで移動することでもありません。ウォーキングを通じて、体調をよくしていくことです。正しいフォームをぜひ意識してください。

悪いフォームで毎日歩いても、逆効果になってしまいます。

最初のうちは、自分できちんとできているかを確認する必要があります。街のショーウインドウなどに映してみるのも一案ですが、家族や知り合いと一緒に歩くのもおすすめです。

ウォーキング友達ができれば、同じ目的に向かってアドバイスしあうこともできますね。

この本の担当編集者Mさんも、さかい式関節ウォーキングに挑戦中です。

彼は過去に腰痛、ひざ痛に悩まされてきた経験があり、今回の出版を契機に姿勢改善に取り組んでいます。

　これまで何度も姿勢の悪さを注意されてきたのに、真剣に改めることをしなかったのが腰痛の原因だったのか、と反省しきりです。

　Mさんはスポーツクラブに通っているので、ランニングマシンの速度を早足程度に調整し、鏡に映る姿を見てフォームをチェックしているそうです。

　いずれにしても、正しいフォームを身につけるのは、そう簡単ではありません。途中で諦めることなく、がんばって！

4 ふくらはぎが肝！さかい式関節矯正ウォーキング

さあ、いよいよウォーキングの開始です。準備はいいですか？

一番気をつけてほしいのは、後ろの足で地面を蹴るときに、ひざと股関節が伸びていることです。

え、ふくらはぎがつらい？　そうです、それでいいんです！

ふくらはぎは第2の心臓と呼ばれるほど、血流改善に重要な役割を担っています。

心臓から押し出された血液は血管を通って全身に送られます。もちろん、下半身から足の先まで届けられます。その血液はどうなりますか？　重力に逆らって、足を垂直に上ってまた心臓まで戻ってきます。

この真上に向かって血液を押し上げるときに活躍しているのが、ふくらはぎなのです。

さかい式関節ウォーキング法の肝は、ふくらはぎのエクササイズです。私は別名を筋ポンプウォーキングと呼んでいます。

後ろの足のひざと股関節を伸ばすと、足首にぐっと力が入りやすいでしょう。それがまた、ふくらはぎを引き締めることにつながっています。

自転車ではダメなのか、という質問をよく受けます。自転車を漕《こ》いでいる人をよく観察すると、ひざや太腿はよく回転していますが、足首は固定されています。これでは、ふくらはぎのポンピングをよくする動きとしては不十分です。だからウォーキングが一番なのです。

さあ、もう一度フォームに戻ります。

次に広背筋が伸び縮みするのを意識しながら、腕を大きく振りましょう。腰椎の椎間板が引っ張られているのがわかりますか？

イチ・ニ・イチ・ニ。はい、がんばって！

どうですか、5分も歩くとたっぷりと汗をかいたでしょ？　ふくらはぎや背中の筋肉にも疲れを感じているかもしれません。腰の落ちたラクな歩き方との違いがよく分かったと思います。

そう、ウォーキングは全身運動なんです！

ウォーキングよりもランニングのほうがいいのでは？　これも、よく受ける質問です。

ウォーキングでは軽すぎて効果が足りないのではないか、という意見でしょう。しかし、さかい式関節ウォーキング法なら軽すぎるということは絶対にありません。

むしろ、ランニングはひざの半月板や腰の椎間板を傷める危険性が高いので、おすすめできません。特にヘルニアなどの問題のある人は、マラソンやジャンプの多いスポーツは厳禁でしょう。

あの高橋尚子さんですら、びっくりするほど入念に準備体操をします。一般の人が軽くストレッチをしただけで走ると、半月板の損傷に加えて、大腿四頭筋の炎症から腰痛、ひざ痛を起こす可能性がとても高くなります。

もうひとつアドバイスがあります。それは、平地を歩くことです。上りや下りの運動はひざなどに思いのほか負担がかかります。ですので、平らな道を選んで始めましょう。

5 体のゆがみ直しを取り入れて一石二鳥の効果を狙おう

少し慣れてきたら、歩きながらストレッチを入れましょう。

参考になるのは、91ページで紹介する胸張りストレッチです。特に、日ごろデスクワークが多かったり、前かがみの姿勢になることが多い人は、改善する格好のチャンス。ウォーキングをしながら一石二鳥の効果を狙いましょう。

まず、歩きながら手を後ろに組んで胸をリズミカルに張ります。

次に腕を高く伸ばして頭の上で組みます。そして、同じように胸を張ります。イチ・ニ・イチ・ニ。けっこう気持ちがいいでしょ？　重心がほどよく後ろに傾いてくれます。

歩きながらこの運動を適度に混ぜてください。ただしやり過ぎもまたいけません。

今度は左右の肩を交互に前に出して体をひねりましょう。前に出た足と反対の肩を、交互にぐっと大きく出していきます。

実は、多くの人は体がねじれています。この肩を出す運動は、その改善にとても効果的です。

荷物を同じ手で持つ癖のある人、特定のスポーツに長く取り組んでいる人、同じ姿勢を取る仕事をしている人。心当たりのある人は、ぜひ試してみてください。

もし、どちらかの肩が明らかに前に出ているようなら、反対だけを行って矯正するのがおすすめです。

自分の体をよくチェックしてみてください。

6 よく歩いて血流を改善して腰痛だけでなく生活習慣病も解決！

さかい式関節ウォーキング効果として「ふくらはぎのエクササイズ＝血流の改善」を強調しましたが、もう少し補足しておきます。血流がよくなると、どのような効能があるのでしょうか。

まず、冷え取り効果が期待されます。

特に足、下半身の冷えがてきめんに解消されます。足先というのは、健康な人でも26度くらいしか体温がありません。冷え症の人はさらに低くなり、体調悪化の原因になります。一説によると、平熱が35度くらいまで下がると、がんになる確率も上がるそうです。

腰痛にも冷えは禁物です。秋に腰痛を訴える人が多いのは、夏の冷房で体が冷えるためと考えられます。湯船に入らず、シャワーだけで済ますのもよくありません。腰痛の人のほとんどは下半身の冷えを感じています。

また、冷えは不妊とも密接に関連しています。患者さんの中には、冷えを解消したことで、待望のお子さんを授かった方もいらっしゃいます。

高血圧、糖尿病、痛風、動脈硬化などの生活習慣病は、俗に血管病といわれるほど血流が関係してます。ふくらはぎは第二の心臓。ふくらはぎ健康法は、生活習慣病予防としてもよく知られています。

ある循環器系の先生は、電車の中で立っているときに爪先立ちを繰り返すことを推奨しています。これもふくらはぎを鍛えようという考え方です。

しっかり歩いて血流を改善しましょう。

7

日常生活の中で5分からスタート、とにかく始めることが肝心

ウォーキングが体にいいことはわかっても、いざ本格的に始めようとすると、なかなか敷居が高いものです。

毎日、忙しいんだから休みの日はゆっくりしたい……。家の近くには歩いて気持ちのいい公園もないし、わざわざ遠くに出かけていくのは面倒だ。今日は雨が降っている……。

その気持ち、よ～くわかります。

そこで、**まずは通勤や買い物など、日常生活の中から始めてみませんか。**目標は5分です。できるところからスタートしましょう。

通勤通学をしている人なら、少なからず歩く機会はあるはずです。**そのときに正しいウォーキング姿勢を意識するだけでも違います。**ほんの5分でいいのです。そして、**この5分を少しずつ積み重ねていってください。**

少しやる気が出てきたら、無理のない程度で距離を延ばします。例えば、駅までのバスを止める。会社の最寄りではない駅から歩く。買い物に車で行かない。わざと遠回りしてみる、など。できれば手ぶらで歩く機会が作れるといいですね。

また、**こまめに5分歩く機会を増やしていきましょう。**買い物の行きと帰りで2回、子どもの送り迎えで2回……。こうすれば、1日で20分歩くことぐらいはすぐにできそうですね。

どうですか？　できそうですか？　それでもダメなら、犬を飼う！　ただし大型犬は自分のペースで歩けないことも。小型犬がウォーキングを始めるきっかけにはベストです。

8 手軽に始めて無理はしない、ただし、靴だけは気を配ろう！

ウォーキングのいいところは、手軽な点です。特別な道具も必要ないし、お金もかかりません。球技と違って一人でもできます。しかも、特別なところに出かけて行く必要もない！　まさに安・近・短な健康法です。

ただ、**気をつけてほしいのは靴です。**なるべく幅広で履きやすいものを選んでください。窮屈な靴を履いて歩くと、変な歩き方になり、かえってひざ関節などを傷めることになります。

理想を言えば、専用のウォーキングシューズがベストです。クッションも効いて、体に負担がかからないように設計されています。ただし、バスケットシューズのような足首を固定するタイプはNGです。

それから、靴を買うなら夕方にしてください。　足の大きさが違いますから注意が必要です。

通勤時のウォーキングが可能なら、革靴やヒールは会社に置いて、スニーカー通勤をするのはいかがでしょう。ニューヨークのビジネスマン、ビジネスウーマンには、こんなスタイルが多いそうです。

荷物・服装・アクセサリーにも少し気を配ってください。

片方の肩に重い荷物を下げて一生懸命歩いても、効果半減どころか逆効果になります。エクササイズではなくて、拷問です！

重たいアクセサリーを首に掛けたり、窮屈な服を着るのも同様です。何事も無理はいけません。

9 歩く効能は体調だけではない、頭も気持ちもみるみる若返る

私の患者さんにもさかい式関節ウォーキングを実践して、人生をいい方向へシフトした方がたくさんいます。

ある方は、歩くことが楽しくなったと言って、近郊の散策に精を出しています。**別の方は、ウォーキングから山歩きにワンランクアップしました。**自然の中を歩く幸せを楽しんでいらっしゃいます。

こういう話を聞くと、私はとてもうれしくなります。

動物とは、動く物と書きます。人間も動物なのです。もっと家の外に出て新しい何かと出合いましょう。家の中でじっとしているのとは大違い。きっと、関節痛も改善

してくるに違いありません。

ウォーキングの効能は体ばかりではありません。脳の老化防止にもなります。歩くことによる筋肉運動の刺激が脳に伝わって活性化するのだそうです。脳が元気になれば、若々しい考えも浮かんできそうですね。ときどき新しい道を選んで冒険をすれば、認知症予防にも役立ちます。

さらに精神的な安定も期待できます。ドーパミンという意欲を高めるホルモンが分泌され、人生を前向きに考えるようになります。

山歩きをしてみよう、という意欲は、まさにここから出てきたものです。

歩いて歩いて、もやもやをふっ飛ばしましょう。

10 一緒に歩けば、お互いに切磋琢磨、さらに夫婦関係も改善!?

ウォーキングの効能をもうひとつ、披露しましょう。**それは、なんと夫婦関係の改善です！**

一人で歩くよりも、二人で歩くほうが楽しい！　ウォーキングはぜひ夫婦で挑戦してください。

ウォーキングのフォームはとても乱れやすいものです。うっかりすると、すぐに悪い歩き方になってしまいます。**一緒に歩くパートナーがいれば、お互いに切磋琢磨《せっさたくま》して上達することができます。**それが夫婦だったら素敵ではありませんか？

一緒に歩けば、会話も弾みます。そういえば、このごろゆっくり話していなかったな、なんていう夫婦には関係改善（？）の絶好のチャンスかもしれません。

それに気心の知れたパートナーとの散歩なら、「少し離れたお蕎麦屋さんにお昼を食べに行こうか」とか、「ちょっと美術館まで行ってみようか」など、誘いやすいじゃないですか。

いくらトレーニングのためとはいえ、一人で黙々と歩くよりも健全ではないでしょうか？

私の患者さんの話では、夫婦の誕生日にウォーキングシューズやウエアを贈りあっているとか。そんな関係になれば、ますますがんばって歩こうという気になるはずですね。

⑪ 人気の水中ウォーキングも腰痛の人には注意が必要！

最近、関節トラブルがある方に水中ウォーキングが人気です。みなさんの中にも実践している方がいるのではないでしょうか。

水の中は関節にかかる負担が軽減されるので、無理なく運動できることが人気の要因だと思います。

しかし、腰痛に悩んでいる方は注意が必要です。

なぜかといえば、プールでの運動は体を冷やすことにつながるからです。次章で詳しく説明しますが、後ろに反ると痛みが出る脊柱管狭窄症の人は、血流障害と関係しますから、特におすすめできません。水泳も同様に注意が必要です。体を冷やすと血行が悪くなります。それが腰の状態を悪くしてしまうのです。

では温水プールならいいか、と聞かれることもあります。しかし、温水といっても水温は33度くらいです。やはり体温より低いという点では同じでしょう。

ただ、腰痛がなく、ひざ痛だけという人には水中ウォーキングは最適です。適度にジャグジーなどに入って、体を冷やし過ぎないように注意しながら楽しんでください。

そもそも水中ウォーキングと陸上でのウォーキングは、運動の内容が異なるものです。本書で推奨しているウォーキング法の代わりに水中ウォーキングを実践しても、期待する効果は得られません。ぜひ、陸上で歩いてください。

12 ジョギングは関節痛と背中合わせ、秋野暢子さんも苦しんでいた

近年のジョギングブームは、すさまじいものがあります。なにより走り終わったあとの爽快感、気持ちのいい疲労感は代えがたいものがあります。それが人気の秘訣なのでしょう。

しかし、そこにも落とし穴があります。

ランニングの欠点は、着地のときにどうしても上下方向の衝撃が加わることです。どこに加わるかといえば、頸椎、腰椎、ひざ関節、足首などの荷重関節といわれる部分です。

荷重関節に衝撃が加わると、椎間板に無理な力がかかってヘルニアなどの症状が起

こりやすくなります。ひざの半月板も同様です。半月板は消耗品ですから、元に戻りません。傷めてしまったら手術をして、金属製のものを入れるしかありません。

女優の秋野暢子さんは、毎日10キロも走るランナーですが、走り過ぎのためかやはり関節に持病を持っていました。しかし、あの姿勢の意識は素晴しいです。

傷めるのは関節ばかりではありません。大腿四頭筋の炎症を招き、腰痛、ひざ痛を発症します。東京マラソンの前後に整形外科を受診する人がとても多いと聞きます。きっと準備運動不足の人も多いのでしょう。

私は24時間テレビのトレーナーの方とお話したことがありますが、タレントさんにマラソン挑戦をしてもらうときは、直前まできちんと歩くトレーニングばかりをするそうです。ランニングはケガと背中合わせです。

13 一石三鳥の綱渡りウォークでひざ痛、O脚の矯正もバッチリ！

とっておきの歩き方を伝授しましょう。名づけて「綱渡りウォーク」です。**この歩き方は、変形性ひざ関節症など、ひざにトラブルがある人に有効です。**このタイプの人は靴の外側が減る傾向にありますので、心当たりがある方は痛みが出る前に実践するといいでしょう。

また、日本人に多いO脚の矯正にもなります。O脚の人は、内側広筋というひざの内側の筋肉が弱い場合が多いので、この歩き方でしっかり強化してください。

歩き出しの姿勢は、さかい式ウォーキング法と同じです。背筋をまっすぐにして、

綱渡りウォーキング

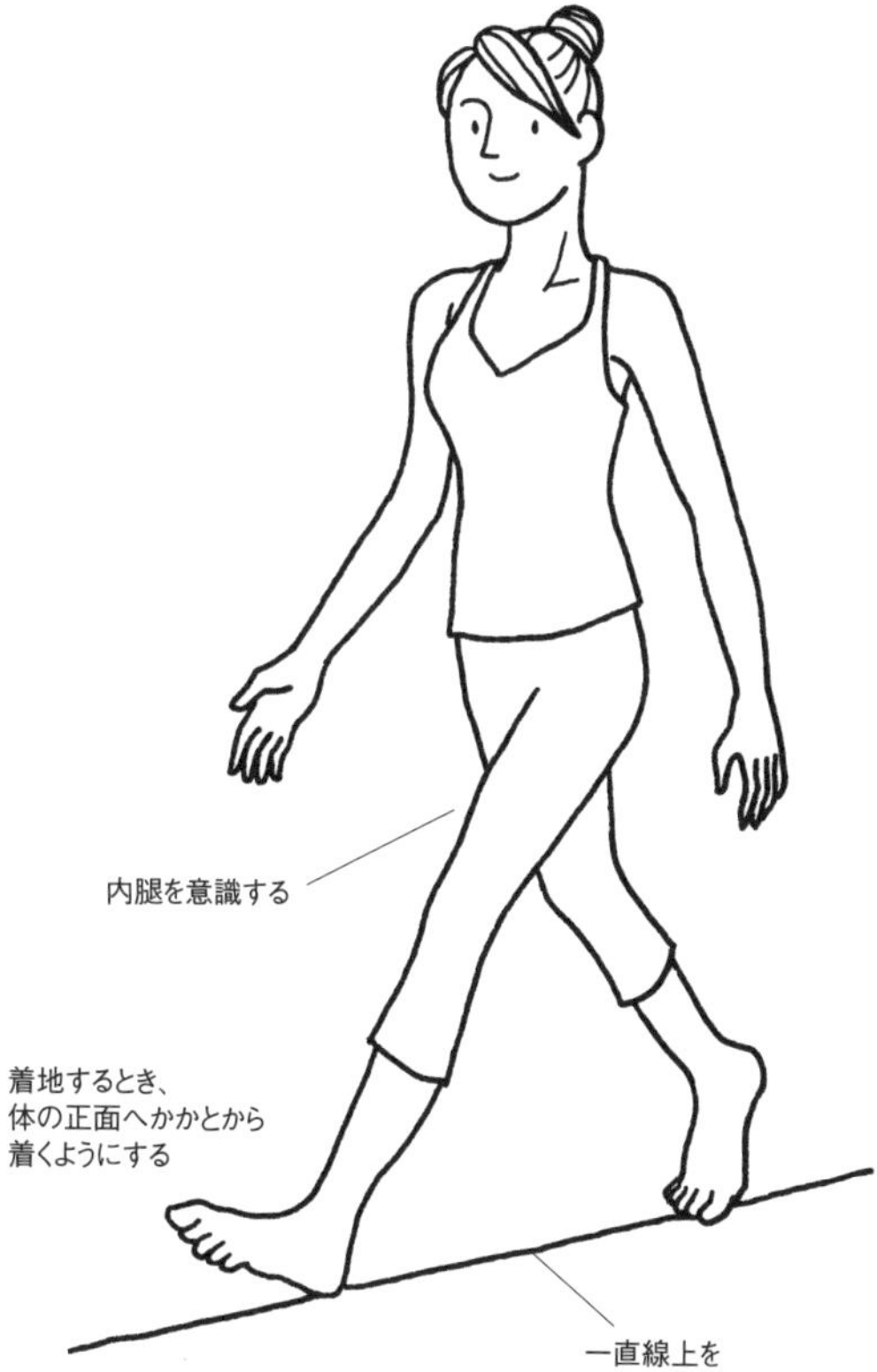
内腿を意識する
着地するとき、
体の正面へかかとから
着くようにする
一直線上を
歩くイメージ

O 脚を治すためには、直線上を歩く練習をするのが効果的です。
このとき内腿を意識して引き締めるようにします。
ファッションモデルの歩き方に似ています。

かかとから着地して親指で蹴り出します。あごを引いて、目線は遠い前方にやります。下を向いてはダメです。

この歩き方をマスターしたら、次は綱渡りをしているつもりで、一本のラインの上を歩いてみましょう。足の親指をやや内側に入れるようにしてください。足の裏の内側に体重を感じていればＯＫです。

どうですか？　腿の内側が緊張してきたら、正しくできているということです。

Ｏ脚の人は、この歩き方をさかい式関節矯正ウォーキング法に取り入れてもよいでしょう。内股を意識しながら、蹴るときのひざ関節の伸び＝ふくらはぎ強化を意識。歩きながらのストレッチも取り入れましょう。

かなり高度になりますが、これができれば一石二鳥どころか一石三鳥のいい効果が期待できますよ。

クッション挟み体操

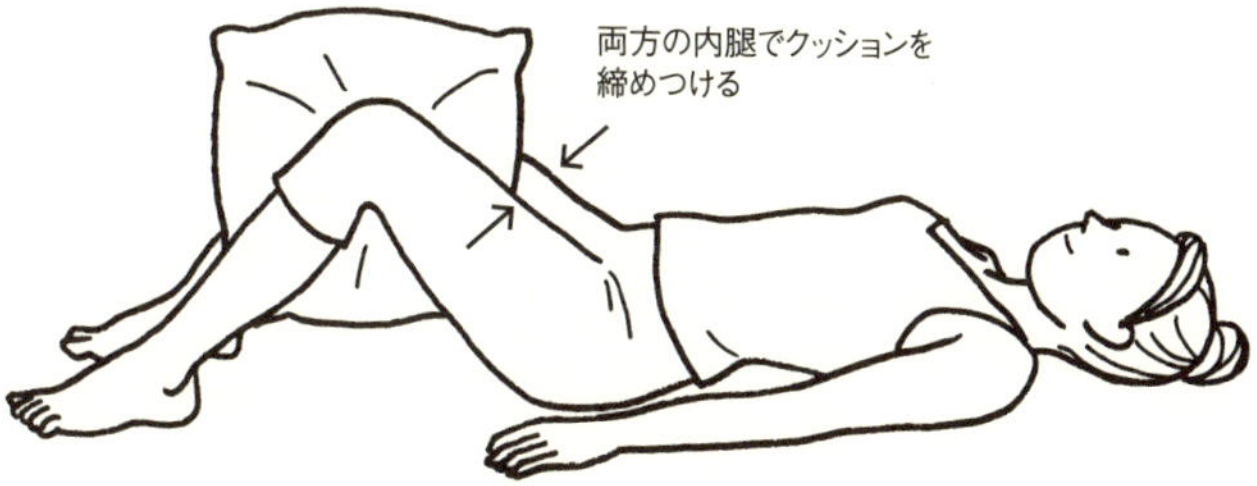
上半身は
リラックスする

これもO脚を治すのに効果的です。
あお向けに寝て、クッションを両脚の間に挟みます。
腿の内側の筋肉を意識して30秒間キープします

もうひとつ、ひざの内側を鍛える体操も紹介しましょう。

ひざ痛、O脚を治すためには、日ごろから左右のひざをつけているという意識が大切です。それを体操に取り入れたのが、「クッション挟み体操」です。

あお向けになって両ひざを立て、クッションをぎゅうっと締めつけます。ひざの内側の筋肉に力を入れて30秒キープします。

これを1回3セット、1日3回、行えばいいでしょう。

クッションは薄くて柔らかいものより、厚めで弾力性のあるものがいいようです。

これで弱っているひざの内側の筋肉が強化され、ひざ痛やO脚も治っていくでしょう。

Chapter

2

立ち方、歩き方、座り方、正しい姿勢を身につけよう！

14 〝悪い姿勢〟が痛みの元凶、〝正しい姿勢〟ですべてが改善！

さて、さかい式関節ウォーキングはマスターできましたか。ここでは、なぜ腰が痛くなるかという専門的な解説はあと回しにして、まずは基本姿勢と腰へかかる負担をチェックしましょう。

まず覚えてほしいのは、左ページの正しい立ち方です。ポイントは後頭部、肩甲骨、お尻の仙骨、そしてかかとが一直線になっていることです。壁に沿って立つか、姿見に映して自分の姿を見てください。どうですか、まっすぐになっていますか？

人間の頭は約7キロの重さがあります。この重さをたくさんの骨と関節が協力し合って支えているわけです。重いものが上にあるのですから、バランスが悪いですよね。もし、立ち方が悪くて、4センチ頭が前に出ていたとします。すると、どうでしょう、頭の重さは約3倍、つまり21キロの負担となってしまうのです。**支える重量が大きくなれば、関節に引っかかりが起きやすくなります。これが主な腰痛、首痛、ひざ痛の原因です。**

はっきり言って、腰痛は生活習慣病です。外国人は肥満が原因になりやすいとわ

正しい姿勢で立つ

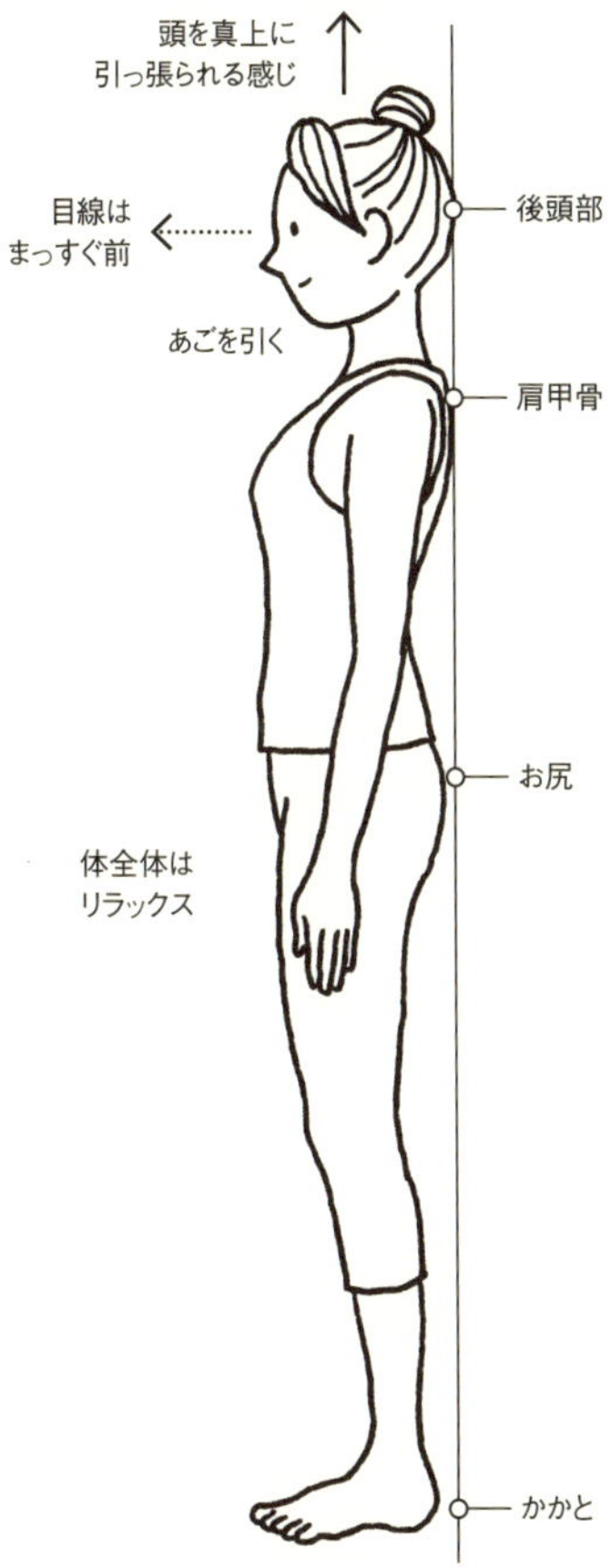

後頭部、肩甲骨、お尻、かかとが
一直線上にそろいます。
頭は真上から引っ張られているイメージで。
壁などを背に立って確認します。

れていますが、日本人は悪い姿勢を続けることで腰や首に負担がかかり、椎間板ヘルニアなどの症状が起こります。腰痛はほとんどがこのパターンです。

生活習慣病であれば、悪い習慣をなくせば自然と痛みも改善していくはずです。すっきりと正しい姿勢で立てば、気分も引き締まるし、ほかの人から見ても若々しく元気に感じられます。

では、そのほかの日常姿勢を見てみましょう。いい姿勢で立っているときを基本として、腰にかかる負担を表したのが次のイラストです。

注目したいのは、椅子に座っている姿勢です。正しく座っていても1・5倍、悪い姿勢だと1・85倍も腰に悪いのです。信じられますか？　座っているほうがラクだと思っていませんでしたか？

オフィスで仕事をする人がかかりやすい腰痛パターンは、デスクワーク腰痛と呼ばれています。パソコンを使うときの姿勢、十分気をつけたいものです。

背骨にはいつも重圧がかかっている

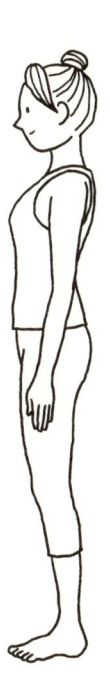

正しく立っている
状態を
1と考えます。

正しく椅子に
座っているときでも、
1.5倍の力が
腰にかかっています。

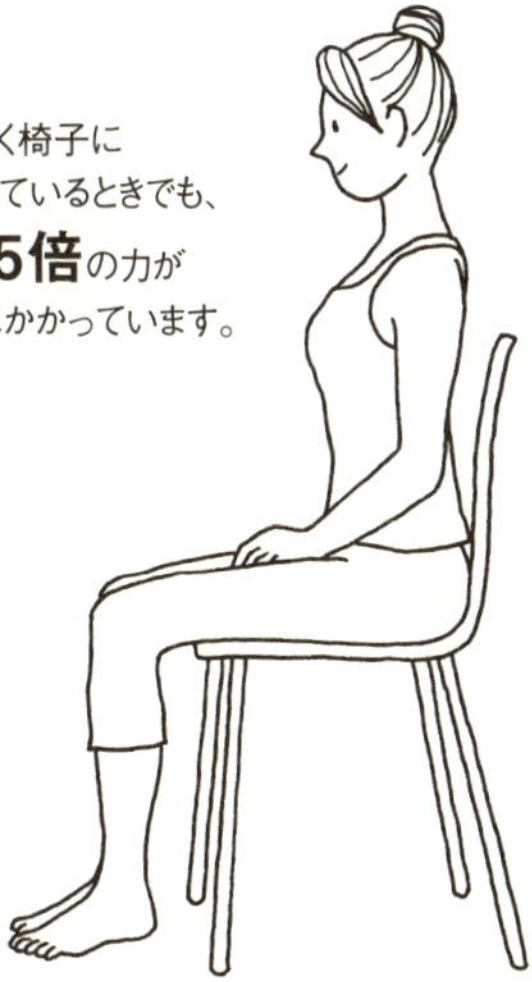

あお向けに寝ているときが
一番負担のかからない状態です。
0.25倍です。

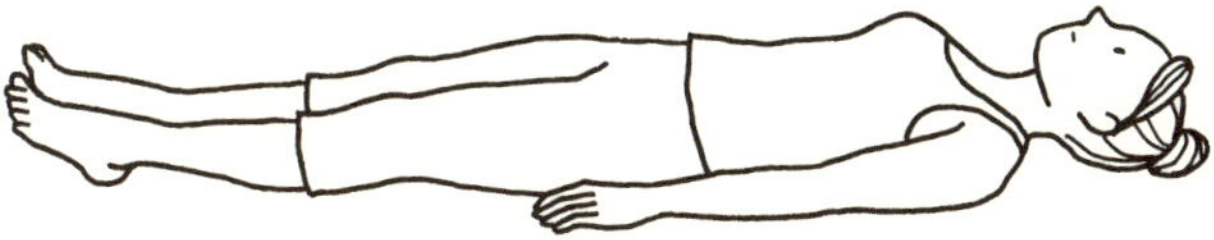

⑮ きれいな背骨のS字カーブが体の〝免震構造〟になっている

では、おさらいです。壁から離れて一人で立ってみましょう。そして、頭を上から引っ張られている感覚でまっすぐに伸ばします。首もまっすぐになりましたか？　目線は下に向けず、遠い前方に向けてぇ。その調子で背筋もまっすぐにぃ。

ストップ！　このとき背骨はどうなってますか？　まっすぐになっていますか？　左ページのイラストを見てくださぃ。**実は、7個の頸椎、12個の胸椎、そして5個の腰椎、このように背骨は、きれいな曲線を描いています。**

このS字カーブが過重負担や衝撃をうまく分散させる理想の形なのです！　建物でいえば〝免震構造〟というわけ。このカーブができているからこそ、毎日7キロの頭

脊椎はきれいなＳ字型

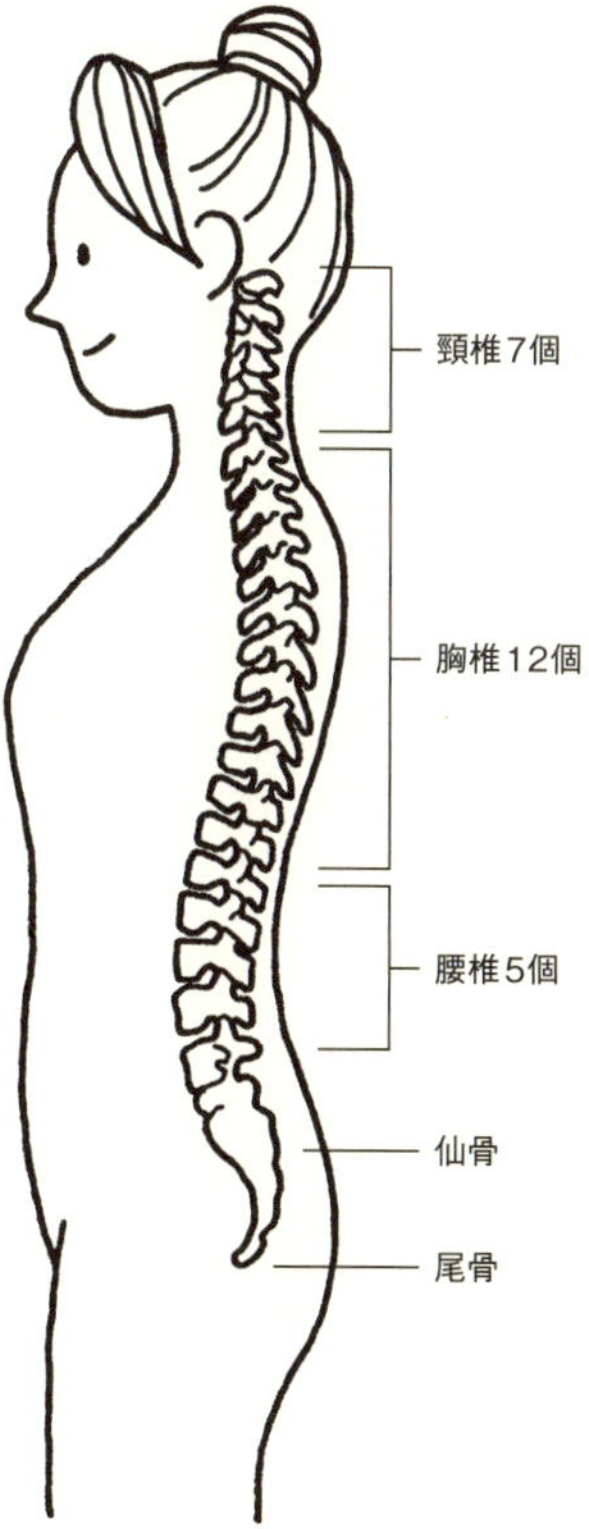

7個の頸椎、12個の胸椎、5個の腰椎は
きれいなＳ字型を描いているのが正しい状態です。
姿勢が悪いとこのＳ字が崩れます。

を支えることができるのです。

では、首が前に出たり後ろに反ったりして、このカーブが乱れたとしたらどうなるでしょうか？　**頭の重さが脊髄の一つひとつに不自然な重圧となってかかり、背中の筋肉や組織が慢性的に緊張しっ放しになります。**

これが首、肩、腰のこりや痛みの原因なのです。

いかにS字カーブが大切か、わかっていただけましたか。

でも、本人の意識では頭から腰まで棒のように一直線になっていると感じていますよね。複雑なS字カーブを感じる人なんて、いません。

もちろん、それでOKです。**これからは、自分の後頭部から腰までが一本の棒になるように、ときどき姿勢を意識してください。**

さあ、背中がまっすぐになったら次に左右の肩の高さが同じか、確認しましょう。鎖骨に指を当ててチェックします。正面から鏡で肩の高さを比べてもいいです。

さあ、これで完成です。

ほとんどの人はちょっと窮屈に感じるはずです。**意識しないと、また元の悪い姿勢に戻っちゃいますね。でも、それでいいんです。意識することが大切です。**ときどきチェックして気がついたら、背中をピンとまっすぐに直してください。

16 骨は首からひざへひと続き、痛みの原因も連鎖している

頭蓋骨から骨盤の仙骨まで続く26個の骨は、連結してひとつの流れを作ります。もう、わかりましたよね。

床に置いてある荷物を持ち上げる、体をねじって後ろの荷物を取る、後方に反る体操をする。いろいろな場面を想像してください。**頭と腰をつないでいる骨は、連携して実にいろいろな体の動きに対応しているのです。**

この流れは、骨盤を経て足の骨にもつながっています。特にひざの関節は体を支えたり歩いたりするときに、重要な役割を担っています。

つまり、**首痛、腰痛、ひざ痛は、とても関連性が深いということです。**

私の経験上、ひざ痛を持つ人の9割は腰痛を持っていました。これは首痛にも当てはまります。

私は関節包内矯正《ほうない》という治療法で患者さんと接しています。治療の多くは、骨盤の仙骨と腸骨に対して行いますが、この施術をすることで首やひざの痛みも同時に治まることが、とっても多いのです。

女優の十朱幸代さんもこの施術で全身の痛みが和らいだと喜んでくださいました。

私の院の治療法はあとで説明しますが、基本的には首から腰のS字カーブを大切にするということです。**この本で紹介するストレッチや簡単な運動（第3章）、ウォーキングの実践（第1章）で、骨と関節を意識してください。**

17 意外にもスポーツマンがなりやすい、内藤チャンピオンも体がねじれて腰痛になった

頭から腰までまっすぐになっていることを確認したら、次は体がねじれていないかをチェックしてみましょう。**自然に立ったとき、右肩と左肩のどちらかが前に出ていませんか？**

腰痛の原因は、大きく分けて2つあります。ひとつは体を動かさないことによって関節が固まってしまうこと。もうひとつは、同じ姿勢・動作を長年続けていることです。

体のねじれは、主に2つめの原因によって起こります。**意外なことにスポーツマンに多いのが特徴です。**体を鍛えているから大丈夫、運動しているから腰痛にならない、

という考え方は通用しません。

ボクシング元世界チャンピオンの内藤大助さんが腰痛治療でご来院いただいたとき、明らかに左肩が前に出ていました。ボクシングというスポーツは、右構えであれば、常に左手を前にして戦います。しかも内藤さんは1日40キロという走り込みをしていました。長年のトレーニングが皮肉にも体のねじれを生み、椎間板ヘルニアの原因になったのです。

ボクシングのほかにも、野球、ゴルフ、剣道、テニス、バレーボールなど多くのスポーツが腰痛を引き起こします。ある調査によるとスポーツ選手の70%が腰痛持ちだとか。逆構えをトレーニングに取り入れるなどしてください。

18 長嶋一茂さんや高橋由伸選手、スポーツ選手の腰痛も姿勢改善で治った！

スポーツマンに腰痛持ちが多い例をもう少し挙げてみましょう。

まずは、元プロ野球選手の長嶋一茂さん。ミスターの長男ということもあって、ときに三枚目のキャラも演じましたが、実に健康維持には熱心なまじめな方です。特に筋力トレーニングは専門家レベル。体を真剣に鍛えていました。

ところがこれが裏目に出てしまいました。**筋トレはときに筋肉のしなやかさを損なわせて、直線的にしてしまいます。**一般の人はケガをしやすくなります。

長嶋さんは過剰な筋トレが原因で腰痛を発症してしまいました。仙腸関節のロックを外し、日常生活での姿勢改善のアドバイスすると、ぐんとよくなり、しっかり睡眠を取れるようになりました。

同じく筋トレに熱心だったのが郷ひろみさんです。郷さんの腰痛も過剰な筋トレで体を痛めましたが、その若さは素晴しいです。

プロレスラーの金丸義信さんや平柳玄藩さんもヘルニアに悩まされていました。プロレスラーは、ご存知のとおり、体のあちらこちらに衝撃が加わる過酷な職業です。

そして、飛び跳ねる動作が多い職業でもあります。

バレーボールやバスケットボールなども飛び跳ね系のスポーツで、腰を痛める選手が多いのが特徴です。

まじめなプロ野球選手といえば、高橋由伸選手です。常に100%の体調を求めて練習に打ち込むタイプです。もちろん、体を冷やさないなどケアにも熱心でしたが、**練習が激し過ぎたため、椎間板の消耗が半端ではありませんでした。**

由伸選手にも日ごろの姿勢など、日常生活でのアドバイスもさせていただきました。

19 日本人の8割はストレートネック、スマホ、ゲームのやりすぎは今すぐストップ！

みなさんは、「ストレートネック」という言葉を聞いたことがありますか？　先ほど説明した**7個の頸椎も、正常な人は小さな曲線を描いています。それが直線的に固まってしまうことをストレートネックと呼びます。**

私は、首からひざにかけて起こる不調の、最初の原因はこのストレートネックだと思っています。

ストレートネックになると頭が前に出て、7キロという頭の重さが21キロにもなってしまいます。それが連鎖的な不具合を呼び、腰椎、骨盤、ひざに負担をかけていくのです。

別の言い方をすれば、**本来のS字曲線が壊れる最初の要因というわけです。**

ストレートネック

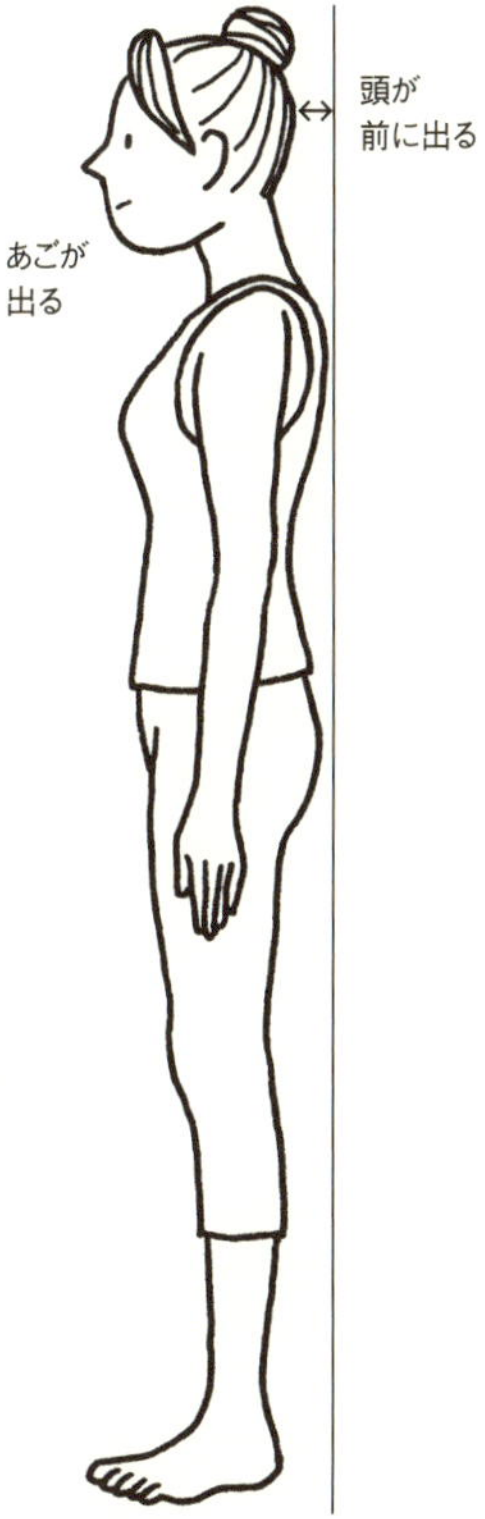

ストレートネックは壁を背に
立ったときに自覚できます。
自然に立って鏡に映して
みるのもいい方法です。

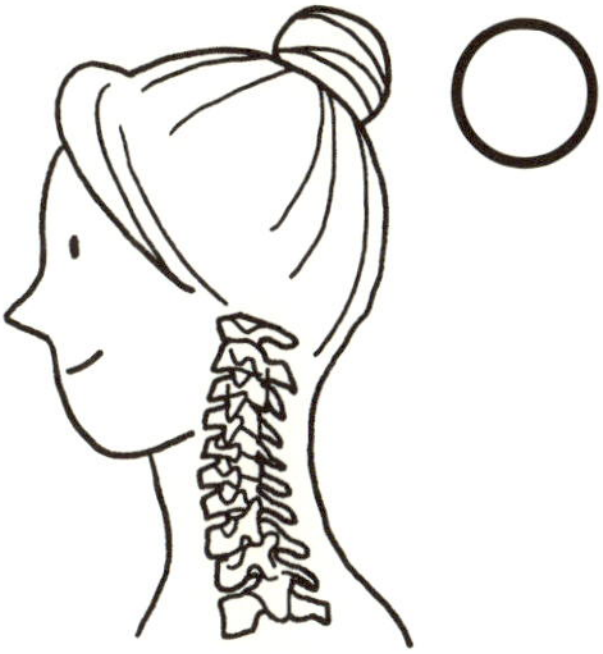

頸椎は7つの骨で形成されています。
このイラストのように
しなやかにカーブしているのが正常です。

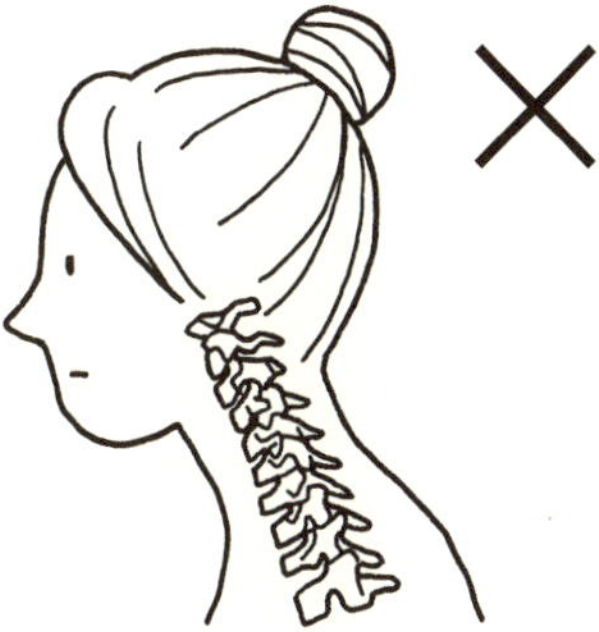

悪い姿勢でのデスクワークや
立ち仕事が続くと、このように
頸骨がまっすぐになってしまいます。
この状態をストレートネックと呼びます

ストレートネックになる原因は、日常生活でのうつむき、前かがみの姿勢です。デスクでのパソコン操作、電車でのスマートフォン、車の運転、ゲームなど、普段の生活で下を向いていることが多いと感じませんか?

程度の差こそあれ、日本人の8割がストレートネックだと思われます。まずは自己診断をして、日常生活を改めましょう。

診断法は簡単です。壁を背にして自然に立ち、肩甲骨、お尻を壁につけます。このときに後頭部が壁から離れたら、ストレートネックの症状がある証拠です。

頭をまっすぐにキープするのは意外とつらいものです。つい頭が前に出るラクな姿勢に戻ってしまいます。ここはひとつ意識してがんばってください。

20
ストレートネックはこんなに怖い神経トラブルを引き起こす！

ストレートネックは、年をとってからなるというわけではありません。さすがに10代の人には少ないようですが、20代から70代までは、ほぼ同じように患者さんがいます。

その後、30代から腰痛を訴える方が多くなって、40代以上の方にひざ痛の悩みが多くなります。ストレートネックが関節トラブルの入り口だということが明らかですね。

老化防止の意味でもストレートネック対策は重要です。

ストレートネックが引き起こす症状は関節痛だけではありません。緊張性頭痛、めまい、吐き気、耳鳴り、イライラなど深刻な症状が現れます。悪化すると、三半規管に異常を起こすバレリュー症候群やうつ病の原因にもなります。これは首に神経や血管が集中しているためだと考えられます。

延髄という器官は、言うまでもなく人間にとって非常に大切な部分です。私の患者さんにも、頚骨の関節包内矯正を行うことで、首や腰の痛みばかりでなく、めまいやイライラが治ったという方がたくさんいます。

自宅でセルフケアをする際も、腰とセットで首のエクササイズをすることをおすすめします。

首の関節トラブルはなりやすい反面、効果が現れやすい特徴もあります。努力の成果を確認する意味でも、ぜひトライしてください。

21 あなたは大丈夫ですか？ 生活習慣が作る5つの悪い立ち姿勢

ここで陥りがちな5つのタイプの悪い立ち姿勢を見ていきましょう。77ページのイラストを見ながら読んでください。

1. ねこ背タイプ

背中から腰にかけて丸まって前かがみになるタイプです。あごが前に出た、典型的なストレートネックです。重心が前にかかりすぎて首、腰への負担が大きくなっています。

2. 下腹が前に出るタイプ

上体の重心が後ろに倒れて、ひざを曲げてバランスをとっています。腰、ひざの関節が傷みやすくなります。

3．腰が反り過ぎタイプ

背骨が前に反り過ぎているため、重心が後ろにかかっています。お腹を突き出した感じです。背中や足の筋肉、腰の後ろのパーツの関節に余計な負担がかかります。

4．肩の高さが違うタイプ

左右の肩の高さがそろっていません。イラストの方向ですと、左手側に腰椎が傾きヘルニアを起こしやすくなります。

5．前後にねじれているタイプ

イラストにはありませんが、体が前後にねじれて、左肩が前に出ています。背骨がねじれてどこかに負担がかかります。スポーツ選手のほか、同じ作業で長年仕事をしてきた方に多くみられます。

長年の悪い姿勢でこうなってしまいました。でも、まだ遅くありませんよ！

悪い立ち姿勢

頭が
前に出る
肩が後ろに出る
倒れ気味
下腹が
出る
ひざが
曲がる

ねこ背

いわゆるねこ背です。
背中が丸まり、あごが前に出ます。
この姿勢が楽、という人は
ストレートネックやヘルニアに
注意が必要です。

下腹が前に出る

ひざが曲がり、
下腹が前に突き出しています。
重心が後ろにかかり、
腰と膝に負担がかかります。

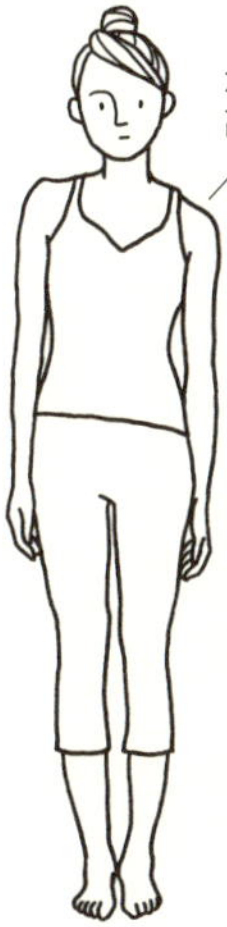

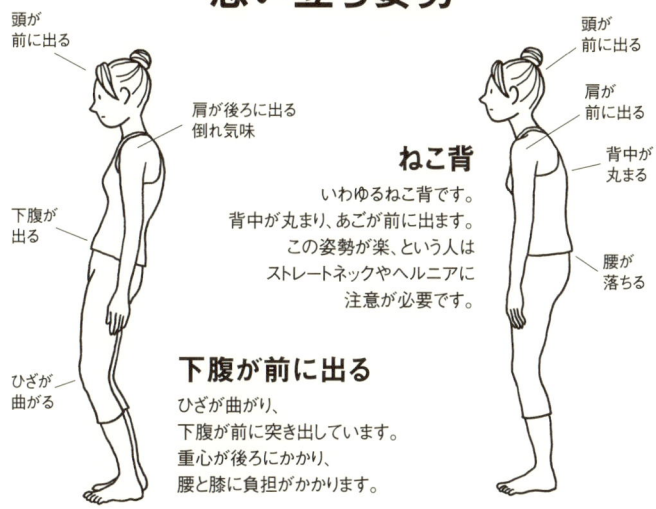

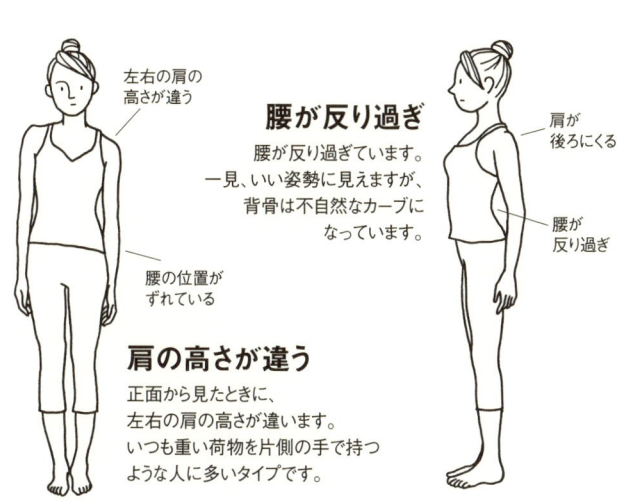

肩が
後ろにくる
腰が
反り過ぎ

腰が反り過ぎ

腰が反り過ぎています。
一見、いい姿勢に見えますが、
背骨は不自然なカーブに
なっています。

肩の高さが違う

正面から見たときに、
左右の肩の高さが違います。
いつも重い荷物を片側の手で持つ
ような人に多いタイプです。

22 ショルダーバッグが、自然と悪い姿勢を作っていく

前ページで紹介した、第4の悪い姿勢「肩の高さが違うタイプ」をもう少し詳しく検証してみましょう。

この姿勢の原因のひとつに、悪い荷物の持ち方があります。

仕事柄、重い荷物を持つことが多い人、いますよね。そのとき、ついついいつも利き手で荷物を提げるようにしていませんか？　そのほうが力が入るから仕方がない？

まあ、その気持ちもわかります。しかし、それが悪い姿勢の原因になっているのです。

よく見かけるショルダーバッグ。いつも同じ側の肩に掛けていませんか？　特に女

性の人が重そうなバッグを肩に掛けているところを見ると、思わず腰を傷めないように願ってしまいます。

買い物の荷物もしかりです。片手に重そうな買い物袋を提げて、逆側で子どもの手を取っている姿をよく見かけます。

なるべく両手に均等な重さを提げるように心がけてください。少なくとも、荷物を持つ手を意識的に代えることは重要です。

一番のおすすめはリュックです。かっこ悪いなんていう人もいますが、最近はおしゃれなデザインもありますので、これを買って、両肩できちんと背負ってください。

そのほか、台所仕事や掃除機がけのときに、腰を丸める姿勢を長く続けるのもよくありません。15分に一度は背中を伸ばしてください。

23 今からでも遅くない！　正しい姿勢に変えれば、腰痛の再発は予防できる

ここまで基本となるいい立ち姿勢、そして悪い姿勢を見てきました。もし、あなたの姿勢に問題があったとすれば、すでに長年の間にどこかの関節にダメージを受けているはずです。もう、何度か腰痛、ひざ痛などを経験しているかもしれません。

でも、もうダメだ。いまさら姿勢を直しても手遅れだ。などと諦めないでください。あなたの腰はこれからでもよくなります！

ところで、みなさんは、痛かった腰痛がいつの間にか治まった、という経験はありませんか？

痛みの直接の原因は、腰椎から出てくるヘルニアが神経を刺激することです。このヘルニアはシリコンのようなもので、症状がよくなるとまた腰椎に戻っていきます。ひどかった痛みが治まるのはこのためです。

しかし、「治まった」「よかった」と放っておくと、またいつか痛みが出てきます。それは悪い姿勢が、また腰椎を圧迫するからです。ですから、姿勢を改善して、再発を予防するようにしましょう。

また、姿勢の改善は**突然のぎっくり腰予防にもなります。**ぎっくり腰は正しくは「急性腰痛」といいます。パンパンに張った腰の筋肉が突然、異常収縮を起こす現象です。

24

デスクワークが長い人は要注意！この正しい座り方を今すぐマスターしよう

ここでは、腰に負担のかからない〝座り方〟についても考えてみましょう。

正しい座り方で肝心なことは、頭から首、腰を一本の棒のように伸ばすことです。

これは、正しい立ち方と同じです。

次に太腿と腰の角度を90度にします。そして、ひざも90度に曲げて骨盤を立たせ、手は軽く腿の上に置きます。

これが基本の座り方になります。

自分の意識の中では背中は棒のようにまっすぐですが、実際に背骨はきれいにS字カーブを描いています。それは、左ページのイラストで確認できます。背中が背もた

正しい座り方

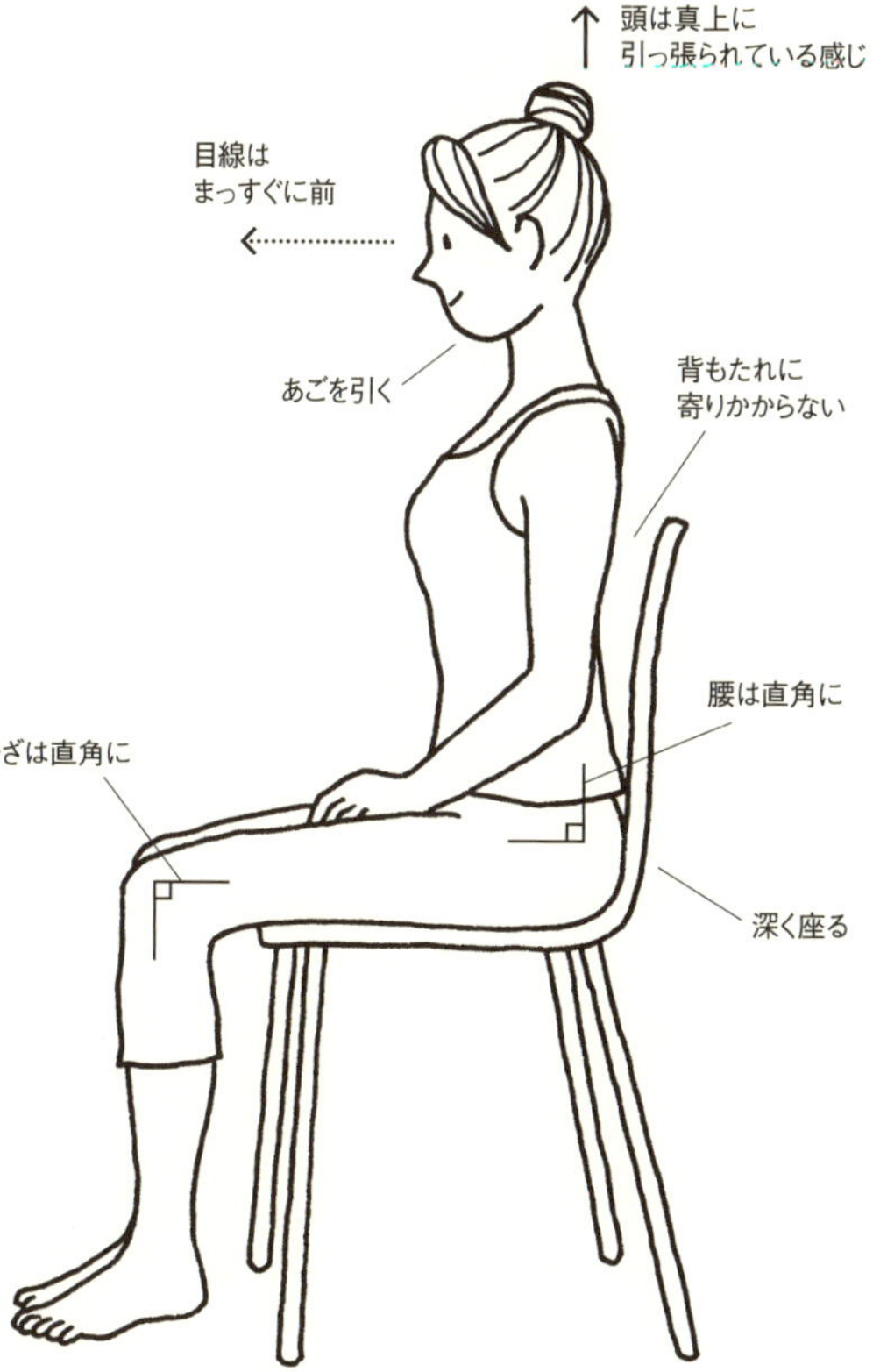

深く座り、背筋を伸ばします。
背もたれには寄りかからないようにしましょう。腰、ひざは直角に。
ねこ背になりやすい人は腰にクッションを当てるのも効果的です。

れに寄りかかっていないでしょう？　正しい座り方をすれば、背中と背もたれの間には空間が空いているはずです。

どうしてもねこ背になってしまうという人は、背もたれと腰の間にクッションかバスタオルを挟んで、角度を調節してみてください。背中がうまく安定するはずです。

もうひとつのポイントは深く腰掛けることです。浅く座ると、どうしても背中が曲がりますので、これはしっかり守ってください。

正直なところ、この座り姿勢もラクではありません。腹筋や太腿の筋肉が緊張して疲れてきます。ときどき立ち上がったり、このあとで紹介する簡単ストレッチをしてリラックスしましょう。

25 ひどい腰痛持ちの蛭子能収さんでも悪い座り方を変えれば腰痛は治る？

59ページのイラストをもう一度、見てください。**椅子に正しく座ったとしても、1・5倍も腰の椎間板に重圧がかかっていることがわかります。**骨盤が直接、椅子の座面に載っているため、上からかかる重さの逃げ場がなく、モロに腰椎への負担となっているのです。

かつて日本人が和室中心で暮らしているとき、行儀のいい人は正座をしていました。正座は0・8倍と、腰への負担が少ない座り方です。本当は電車の中でも、昔のおばあちゃんみたいに正座しているのが腰にはいいのです。

現代生活は椅子に座ることが多くなりました。あなたは1日のうち、何時間、椅子に座ってますか？　腰痛の原因の多くは悪い座り方ともいえそうです。

漫画家の蛭子能収さんは、１００メートル先のコンビニにもクルマで行くという人でした。１日中デスクに向かって漫画を描き、夜は仲間と大好きなマージャン。しかも、座り姿勢が悪いため必然的に腰を痛めてしまったのです。

さて、悪い座り姿勢を確認しましょう。

最も多いのは、前かがみになっている人です。頭が前に出て、背中が曲がっています。さらに肩も前に出ていますね。この座り方だと、腰の椎間板に1・85倍の重圧がかかります。

次に多いのは、浅く座って背もたれに寄りかかる人です。背骨のS字ではなくU字になっています。

昔は学校の先生は、長い定規を使って座る姿勢を注意してくれたものです。あれを思い出して、自分で注意しましょう。

悪い座り方

電車の中などでよく見る座り方です。
浅く座って背もたれに寄りかかると、
腰の角度が大きくなります。
自然とあごが出て、本来の
S 字カーブは消失しています。

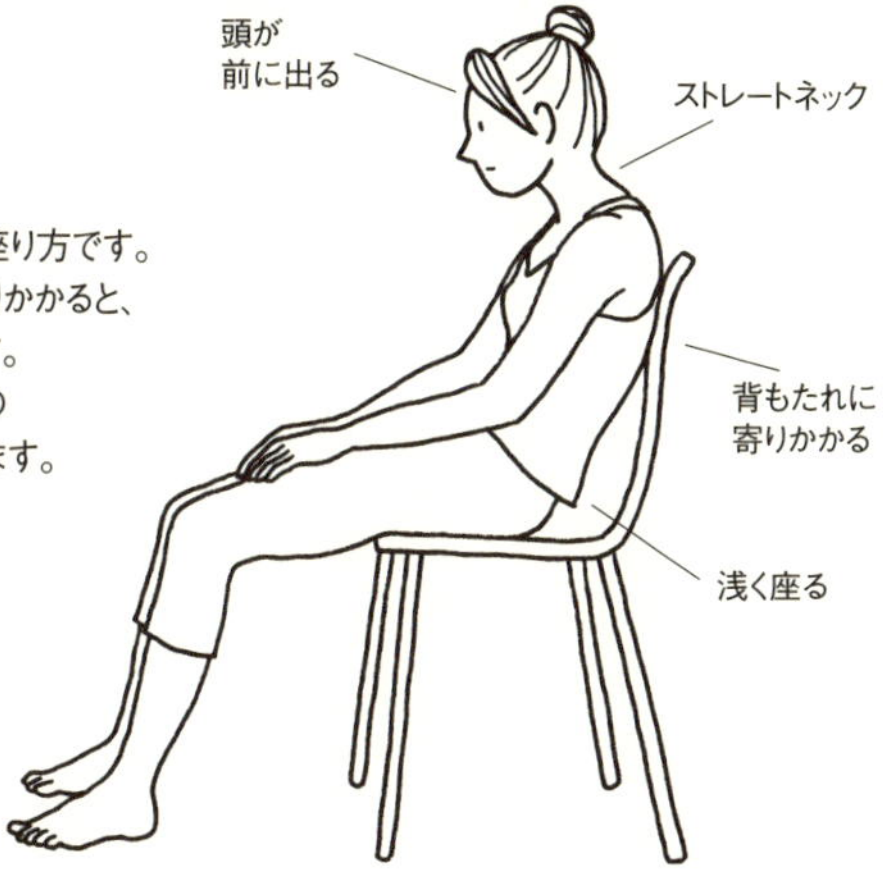

浅く座ったためにあごが出て、
ねこ背になっています。
お風呂場などの低い椅子に
座ったときもこの姿勢になる
傾向があります。

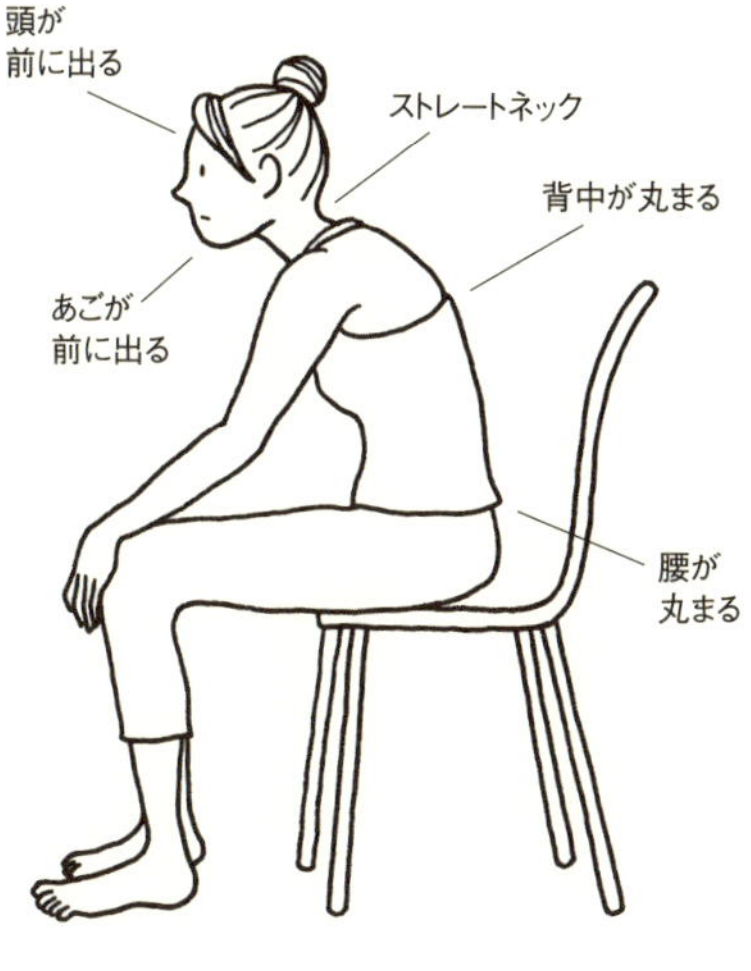

26 パソコン操作が原因の腰痛は胸張りストレッチで予防しよう

前ページの前かがみの悪い姿勢、どこかでよく見ると思いませんか?

そうです。パソコン操作の姿勢です。

パソコンを操作するときは、キーボードを扱うため、どうしても両手両肩が前に出てしまいます。そして、モニターを見るために、目線が下向きになります。

それでも、専用の大型モニターならいくらかましです。

まずは、なるべく目線と水平にモニターを設置しましょう。そして、離れた位置から胸を張ってモニターを見るようにすればベストです。

問題なのはノートパソコンを使っている人です。かなりつらい状況です。低い画面をのぞき込むためには、いやでも前かがみにならざるをえないからです。

対応策としては、辞典などの厚い本を重ねて台をつくり、目線をモニターと同じ高さにする方法を推奨しています。低い画面を腰を屈めてのぞき込むよりは、ずっといいはずでしょう。

パソコン操作が腰に悪いもうひとつの理由は、長時間、同じ姿勢を続けることです。仕事に集中していると、2時間、3時間があっという間に過ぎていることがあります。それがいけません。

できれば30分ごとに一度、休憩を取るようにしてください。

そのときに実践してほしいのが、胸張りストレッチです。立ち上がって行うのがベストですが、座ったままでもOKです。肩を後ろに強く引き、腰がカーブするように意識するのがコツです。胸が気持ちよく斜め上に突き上げられていますか?

このストレッチは、通勤中や家事の合間、ウォーキングのときにも役に立ちますので、ぜひ覚えてください。

今や、コンピューターなしに仕事をしろ、というのは無理です。重い荷物を運ぶ仕事の人より、オフィスワークの人に腰痛が多いというのは問題です。**〝オフィスワーク腰痛〟にならないように気をつけましょう。**

胸張りストレッチ

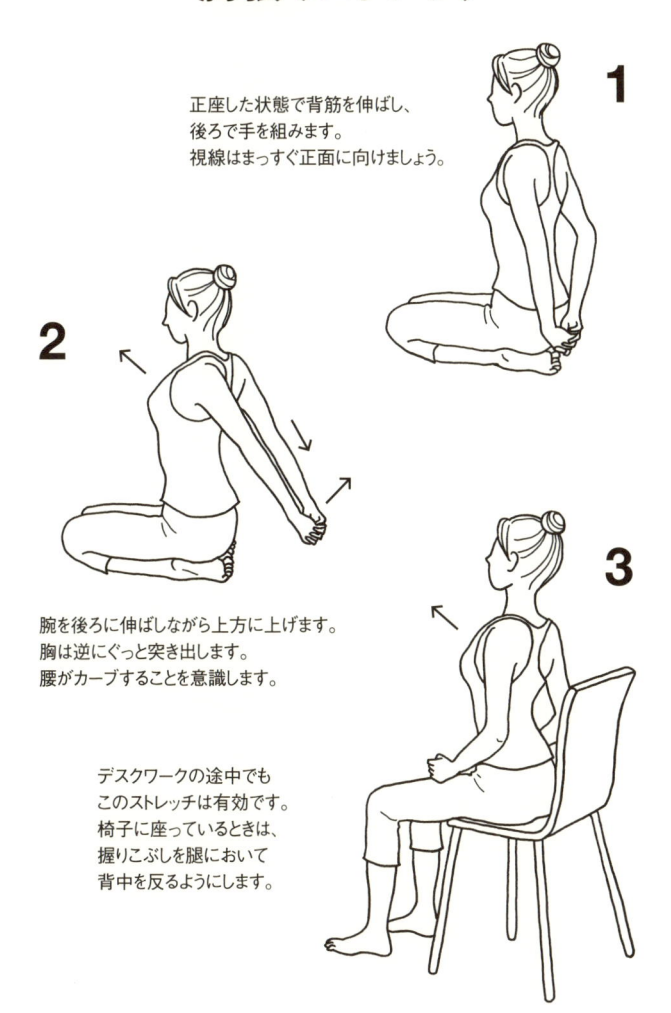

1

正座した状態で背筋を伸ばし、
後ろで手を組みます。
視線はまっすぐ正面に向けましょう。

2

腕を後ろに伸ばしながら上方に上げます。
胸は逆にぐっと突き出します。
腰がカーブすることを意識します。

3

デスクワークの途中でも
このストレッチは有効です。
椅子に座っているときは、
握りこぶしを腿において
背中を反るようにします。

27 座り心地のいい椅子は腰に悪い、平社員の椅子がベスト

正しい座り方を実践するためには、椅子選びも非常に重要です。では、どんな椅子がいいのでしょうか？

ズバリ、平社員の椅子です。

会社の重役さんなど偉い人は、ゆったりとしたアームチェアをデスクの後ろにど〜んと置いています。あれはよくありません。

なぜなら、重役の椅子は背もたれに体を預けてリラックスできるようにデザインされています。座面も柔らかく体が沈んでしまいます。

背中をまっすぐに伸ばして座るためには、ほどよく固い平社員の椅子が一番なのです。電車でいえば、昔の二等車です。**座り心地がイマイチな椅子ほど腰にいい、ということになりますね。**

実際、正しい座り方が身につくと、柔らかくてリクライニングの効いた重役の椅子は落ち着かなく感じるものです。

次に気をつけたいのは、椅子の高さです。

低い椅子はどうしても背中が丸まってしまいます。銀座のホステスさんたちに椎間板ヘルニアが多いのは、低い椅子に座るからだと私は考えています。

仕事用の椅子の高さも調整して、ひざを90度に曲げて足がちょうど床に着く高さにしましょう。

28 イチロー選手がソファに座らない理由とは？

椅子の中でも、最も困ったものがソファです。ソファは座面も広く、柔らか。とにかくラグジュアリーにできていて、どうしても背中が曲がってしまいます。

大リーグで活躍しているイチロー選手は、ソファに座らないようにしていると話していました。イチロー選手が体のことをきちんと考えている証拠です。さすが、長年にわたり第一線で活躍している超一流選手の気配り、違いますね。

私たちができることは、ソファに長い時間座らないことです。背筋を使わない座り方になるので、座った瞬間はラクですが次第に悪影響が出てきます。

喫茶店で待ち合わせるときは、ゆったりしたソファ席の高級喫茶店よりも硬い椅子のあるコーヒーショップ選ぶとか、夕食のあともあまり長くソファでくつろがないとか……。

また、**どうしてもソファに座るときは、浅く掛けて背筋を伸ばす、ときどき胸張りストレッチをする、など心がけるといいでしょう。**あまり気にしすぎるのも気詰まりですが、意識するに越したことはありません。

低い椅子がよくないという話をしましたが、**低い椅子で気をつけてほしいのがお風呂です。**

特にシャンプーのときは前かがみになりやすいので、なるべく高い椅子に座って背筋を伸ばして髪を洗うといいでしょう。

29 電車の中でゲームやスマートフォンの操作をしてはいけない！

オフィスに続いて座る時間が長いのが、電車です。最近の電車ではスマートフォンを操作している人が多いですね。

昔は電車といえば、縦長に折りたたんだ新聞を読む姿が目立ちました。あれは視線がまっすぐになり、頚椎のカーブが保てるため、正しい姿勢になって体にはとてもよかったのです。

電車の中で携帯電話の操作や読書をする人には、使わないほうの手を脇の下に当てて、視線を上げるようにアドバイスしてきました。少しでもうつむかないための工夫でした。

ところが、スマートフォンになって両手で操作する人が増えました。機種自体が大きく重くなり、機能が増えて操作が複雑になったためだと思います。

両手で何かを扱うと、どうしてもうつむき姿勢になってしまいます。うつむくと背中が丸まります。これではストレートネックにまっしぐらです。

もちろん、ゲーム機も同じです。電車の座席でゲームに夢中になっている人は、みんな座り方がよくありません。**若い人たちにストレートネックが多いのは、ゲームとスマートフォンが元凶かもしれません。**

家でスマートフォンやゲームをするときは、テーブルに両ひじをついて目線の位置まで上げる方法を試してください。そして、背中は伸ばす、なるべく長く続けない、意識的に休む、など気をつけることが大切です。

30 十分な睡眠は何より大事、正しい寝方を身につけよう！

私たちは、1日のうち、3分の1はフトンの上で過ごします。ですから、立っているときに比べて腰椎への負担は少ないとはいうものの、よりよい姿勢を取りたいものです。

基本の姿勢は、あお向けになりまっすぐに体を伸ばすことです。ポイントは寝返りを多めに打つこと。フトンが乱れないことを自慢する人がいますが、逆です。寝返りは打ってください。腰痛の原因は同じ姿勢を続けること、という原則を思い出してくださいね。いくら正しい姿勢でもずっと同じ格好は、よくありません。

よくないのは、うつぶせで寝ることです。うつぶせに寝るとどうしても首が横に曲がります。それによって体自体もねじれやすくなってしまいます。

体を大きく丸めるのもよくありません。頭の重さがかからないとはいえ、寝ているときも自然なS字カーブを意識するのが原則です。

ただし、**腰を後ろに反ったときに腰の痛さを感じるタイプの人は、横向きに寝て背中を丸める姿勢がおすすめです**。

また、腰に痛みがあるときや、腰椎分離症などで疲労骨折のおそれがある場合は、やはり横向きに寝てください。ただし、痛みが取れてきたら、まっすぐに戻しましょう。

横向きに寝る場合も、向きを変えるなど、寝返りは多めがいいようです。

寝ているときに足がつる、足が冷えて眠れない、という人がいます。こういうトラブルは安眠の妨害になります。

この症状の原因は、血流が十分でないためです。

解決法としては、寝る前の軽い屈伸運動、お風呂に浸かって体を温める、ふくらはぎをマッサージする、爪先立ち運動をする、水分を十分に取るなどです。

もしも、コルセットやスパッツなどを使っている人は、必ず寝る前に外してください。コルセットは腰痛には有効なツールですが、血流を悪くするというデメリットがあります。それに、就寝時にはコルセットは必要ありません。

睡眠中は成長ホルモンをはじめ、いろいろなホルモンの分泌が活発になります。細胞の再生が促され、体の自然治癒力が増進されます。これが、体の疲れやストレス解消の元になるわけです。ぐっすりと眠りましょう。

31 硬めのフトン、低い枕が基本、高価なマットレスは必要なし

フトンはやや硬めをおすすめしています。５段階の硬さでいえば、４くらいがちょうどいいようです。

テレビショッピングなどでは、体の形にフィットする高級マットレスを宣伝していますが、基本的には必要ありません。

ただし、後ろに反ると痛いタイプ、腰椎分裂症がある人は、患部を包み込むやや柔らかめがいいでしょう。

枕は低めにしましょう。高い枕はいけません。枕を高くすると、頭が前に押し出されるようになって、背骨がまっすぐになりません。寝ているときまで首に圧力をかけ

たくありませんよね。
寝ているときに腰の痛みを感じるという方は、枕を外してみてください。これだけで痛みを感じなくなったという人も、案外多いものです。

一番いいのは、枕なしであお向けに寝て、左右に低い枕かタオルを畳んだものを置いておくことです。

寝返りを打って体が横向きになったときには、どうしても肩の高さだけ首が横に曲がってしまいます。低い枕はそれを防止するためです。こうすれば、あお向けに寝ているときも、横を向いたときもいい姿勢を保つことができます。
おまけ効果として首のしわがなくなります。実は女優さんやモデルさんは、事務所から枕を外すように指導されているんですよ。

正しい寝方

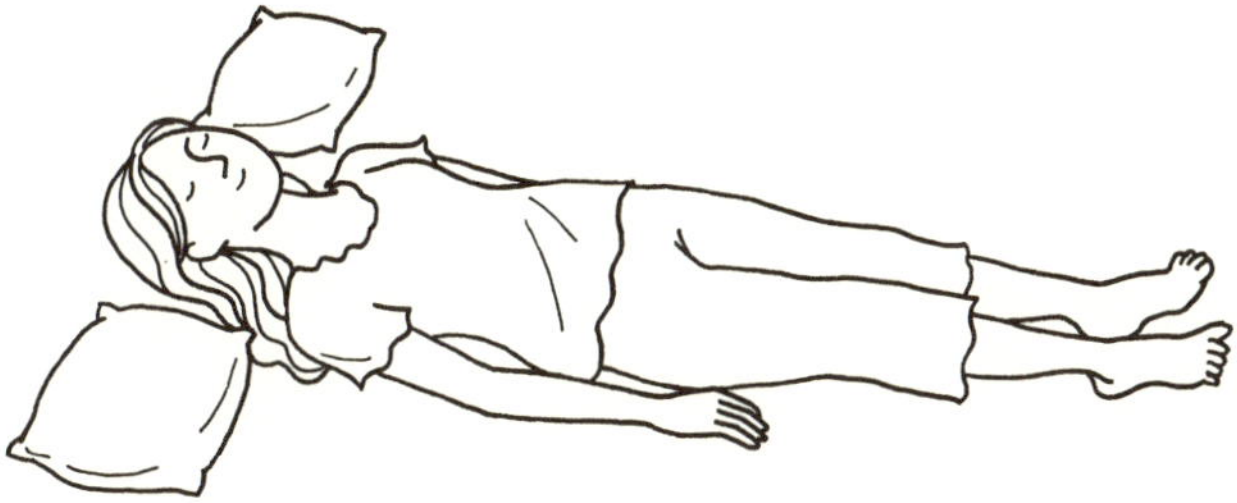

寝るときはあお向けで枕をしないのが基本です。
高い枕をすると、背骨が曲がりやすくなってしまいます。

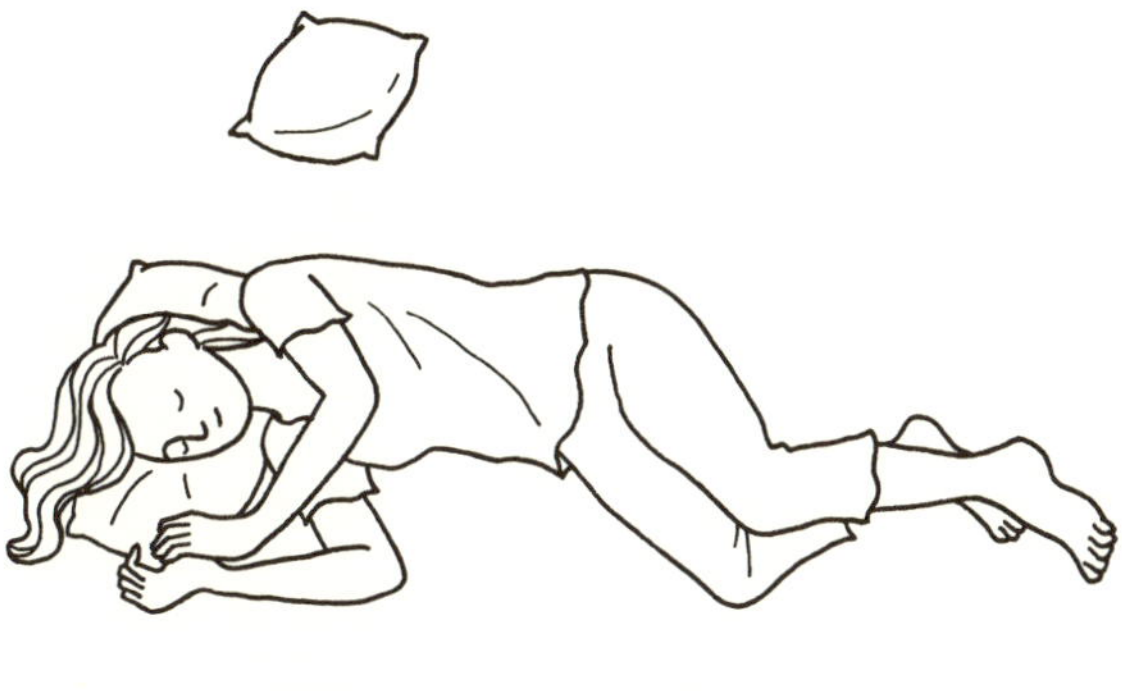

頭の両側にタオルなどを畳んで置いておくと、
横に寝返りを打ったとき首が曲がるのを防ぐことができます。

32 いつも意識することで、“正しい姿勢”を身につけることができる！

ここまで基本となる立ち姿勢を中心に、首・腰・ひざの関節について考えてきました。

なかには重篤な状態になってしまって、まっすぐに立つことができない方もいるかもしれません。しかし、比較的軽症であれば、背骨をまっすぐに治して立つことはできるはずです。

難しいのは、これを継続して習慣にしていくことです。

なぜ姿勢が悪くなるかといえば、正しい姿勢は苦しいからです。放っておけば、また「自分にとってラクな姿勢＝悪い姿勢」に戻ってしまいます。意識する努力で、いい習慣を身につけてください。

私がおすすめしたいのは、家族と協力し合うことです。

姿勢が悪くなったときに、お互いに注意しあうことは非常に有効です。第1章で伝授した、正しい歩き方・ウォーキング法を家で食事をしているとき、駅まで一緒に歩くときなど、家族みんなで意識しあって、腰痛予防に励んでください。

もうひとつのおすすめは、人の振りを見ることです。

駅で電車を待っているとき、コンビニでレジ待ちをしているときに、周りの人の姿勢を観察してみてください。

「お、きれいな立ち方をしているな」と感心することもあるでしょう。

「猫背であごが出ていますよ」「反り返って腹が出ていますよ」と注意してあげたくなることもあるかもしれません。

実は、自分も同じ格好をしていることもありますので、人の姿を見て、自分の姿勢を意識するクセをつけましょう。

そして、人の振りを見たら、わが身を直してくださいね。いつの間にか、自然にいい姿勢を身につけることが目標です。

グラビアモデルの磯山さやかさんは、関節包内矯正の施術と一緒に姿勢のチェックをしたときに、「気がつくと前屈みになっていた」と話していました。**いつも見られることが多いモデルさんですら、普段はなかなかいい姿勢がとれないものです。**

今日から、いい姿勢、始めてください。

Chapter

3

さかい式腰痛体操、腰痛は自分で治せる！

33 痛みの元凶を正す〝関節包内矯正〟でどこでも治らなかった痛みが消えた!!

私の院には、腰痛で悩んでいる患者さんが毎日、たくさん来ていただいています。

なかには、もう治らないんじゃないかと諦めている方もいらっしゃいます。

マッサージを受けたり、湿布を貼ったり、レントゲンを撮ったり……。いろいろな治療を受けてもさっぱりよくならないからです。あるいは、一時的によくなっても、また痛くなってしまいます。

ところが、私が行っている「関節包内矯正」を受けると、これまでの苦しみが嘘のように消える方が多いのです。なかには涙ぐまれる方も少なからずいます。

なぜでしょうか?

それは、**関節包内矯正が痛みの元を正す治療だからです。**椎間板ヘルニアにしても、脊柱管狭窄症にしても、痛みの元凶はひとつです。もっと言えば、**首痛もひざ痛も同じ方法で根本治療が可能なのです。**

痛みの元となる関節の根本トラブルを治さずに、いくらマッサージをしたり、湿布を貼ったりしても、それは一時しのぎの付け焼刃にすぎません。また痛みが再発するか、別の場所に痛みが発生するだけです。

私は、腰痛の原因が骨盤の仙腸関節の引っかかり（ロッキング）にあることを発見しました。

仙腸関節って、聞きなれない言葉ですよね。この関節がどこにあるのか、どんな働きをしているのかは、あとでくわしく説明します。

ここでは、仙腸関節がビルの免震構造のように体重を支えてバランスをとっている、ということを覚えておいてください。せっかく免震機能があるのにそれが働かないのでは、ビルはギシギシと揺れて崩落してしまいます。まさに悪循環なのです。

鍵を握っている仙腸関節がきちんと動くように元に戻す施術が、関節包内矯正なのです。

もちろん院ではトレーニングを受けた専門のスタッフが施術を行いますが、簡易的な関節包内矯正は自宅で行うことができます。

地方に住んでいるので東京まで行けない。今すぐ治してほしいのに何カ月も先の予約を待っていられない。そんな方は、この章で解説する簡易的な方法をぜひ試してください。

家でできる関節包内矯正は、腰痛予防の効果も十分にあります。テニスボールを2個使った簡単なストレッチが基本です。この方法を毎日の習慣として続ければ、仙腸関節が正常な位置に落ち着いて、腰痛知らずの生活を手に入れることができます。

夢のようでしょう？　嘘じゃないですよ。

そのときに第1章、第2章で勉強してきた、歩き方・立ち方・座り方・寝方の基本姿勢を忘れずに生活習慣に取り入れてください。

「基本姿勢」＋「簡易関節包内矯正ストレッチ」を身につければ、腰痛とは永遠におさらばできますよ。

34 腰痛には2つのタイプがある、あなたはどちらのタイプ？

腰痛は大きく2つのタイプに分けることができます。正式な病名はありますが、ここではわかりやすく「前かがみになると痛いタイプ」「後ろに反ると痛いタイプ」と呼ぶことにします。

タイプによって治療法が異なりますので、まず、自分がどちらに入るか、自己診断を行ってください。

●前かがみになると痛いタイプ

腰椎の前側（お腹側）が圧迫されて痛みが生じます。

・腰から背中にかけて痛み、こり、だるさがある

曲がった背骨と椎間板への影響

前かがみになると痛いタイプ

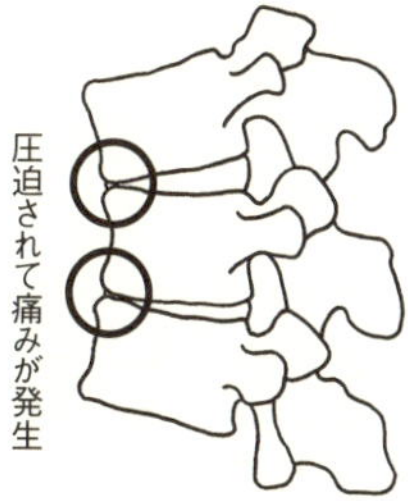

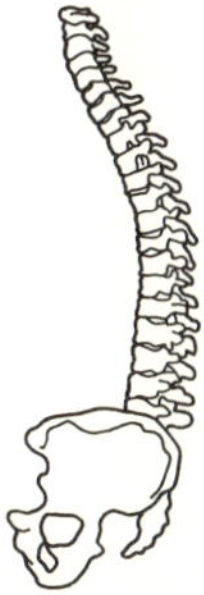

本来、骨と骨の間の
椎間板は均等な隙間が
保たれるはずですが、
前側が押しつぶされるように
なって痛みを発生します。

前かがみの姿勢が
多い人の背骨はこんな
形になっています。
理想的なＳ字カーブが
消えています。

正常な脊髄

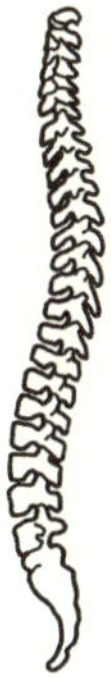

正常な人の脊髄は
きれいなＳ字曲線を
描いています。

後ろに反ると痛いタイプ

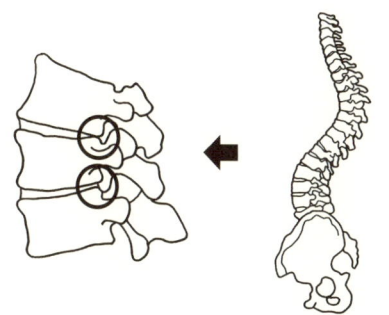

このタイプの人は、
背中側が圧迫されて
トラブルを
引き起こします。

後ろに反り返る
くせのある人は、
このような形に
曲がっています。

・朝起きたときに、立ち上がるまでに時間がかかる
・長時間座る仕事、または前かがみになる仕事をしている
・つま先で立ったり、かかとで立つことが苦手
・硬い床にあお向けに寝ることができない
・長時間座っているとつらい
・足にしびれや痛みがある

●後ろに反ると痛いタイプ

腰椎の後ろ側（背中側）が圧迫されて痛みが生じます。
・腰の中央の骨が痛い
・激しいスポーツをしている、または過去にしていた
・足にしびれがある
・背骨をなぞっていくと明らかにデコボコしている

・歩いていると腰の痛み、足のしびれが出るが、休むとまた歩けるようになる
・足の裏に違和感や痛みを感じる

「前かがみになると痛いタイプ」は、筋・筋膜性腰痛か椎間板ヘルニアが疑われます。また、「後ろに反ると痛いタイプ」は、若年性腰椎分離症・すべり症、あるいは脊柱管狭窄症の可能性が高いといえます。

病名がものものしいので恐ろしくなりますが、**問題はどちらに背骨が湾曲してしまったか、です**（113ページのイラスト参照）。これをこれから紹介する簡単なストレッチと体操で治していきましょう。

35 前かがみになると痛い人は、簡易関節包内矯正ストレッチを！

まず紹介するのは、前かがみになると痛いタイプに効く、基本の関節包内矯正ストレッチです。今は痛みを感じていない人もぜひ取り入れてください。

用意するのは、テニスボール2個です。これを118ページのイラストのように粘着テープでくっつけます。

テニスボールは専門のスポーツ店に行かなくても、100円ショップで手に入ります。ちょうどいい2個セットが100円と手軽です。2個用のネットに入っていればテープを使う手間も省けますよ。

次にボールを当てる位置を確認します。

まずは尾てい骨を探してください。これはすぐに見つかります。

次に仙腸関節の上端を探します。腰の少し下を背骨から外側に指で押さえていくと、左右対称に少し突き出た骨に当たるはずです。ありましたか？

尾てい骨を含めた三角ゾーンの中がテニスボールを当てる位置です。腰よりももう少し下になります。

さあ、床に足を伸ばして座ってください。固い床がベストです。

先ほど確認した三角ゾーンにテニスボールを当てて、そのままあお向けに寝ます。

おっとっと、ちょっと痛いけど気持ちいい〜！　そんな感じですよね。ちょっと痛すぎる、という方はひざを曲げてみてください。無理は禁物です。

これを1回1分、1日2回、行います。

テニスボールを使った
簡易関節包内矯正

1

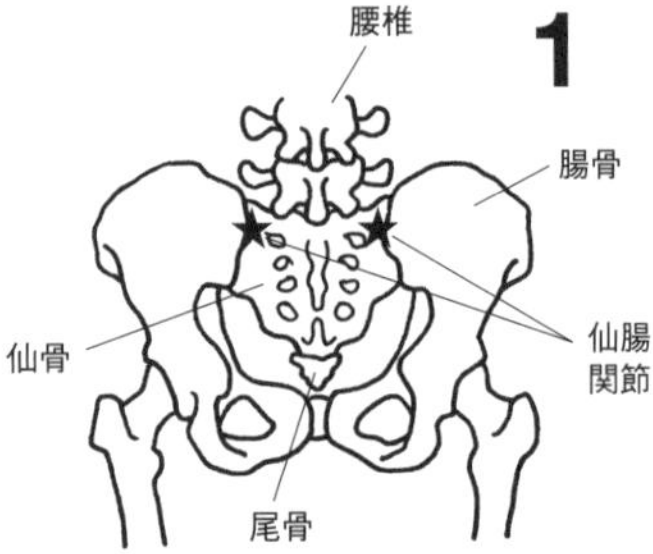

尾てい骨と仙骨、
腸骨の位置関係を確認しましょう。
ストレッチしたいのは★のところです。

2

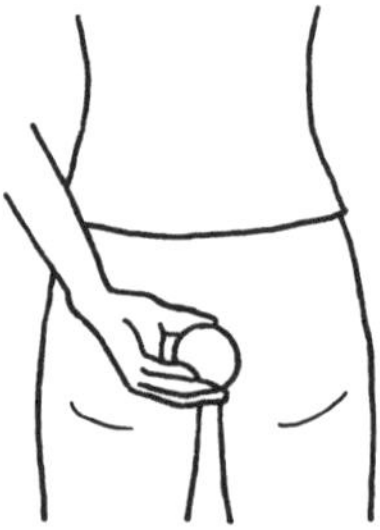

お尻の割れ目の上の尾てい骨に
テニスボールをひとつ当てます。

3

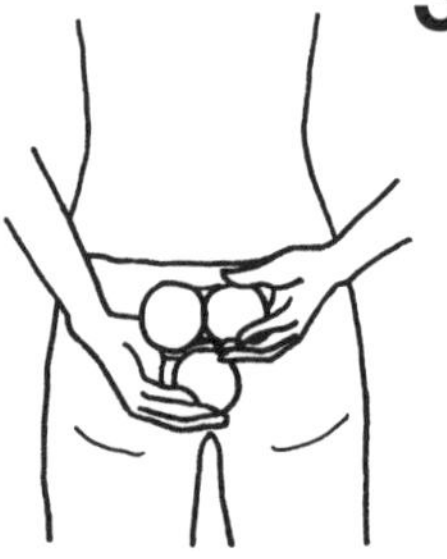

それを目印に
ガムテープでくっつけた
2個のテニスボールをセットします。

4

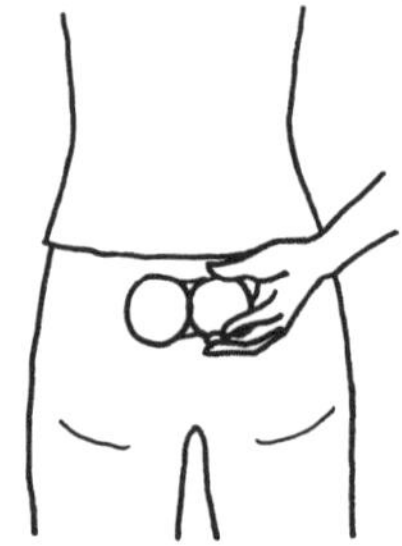

ここが仙骨と腸骨の
つぎめになります。

5

この位置にテニスボールが
当たるようにして、
平らな床の上に座ります。

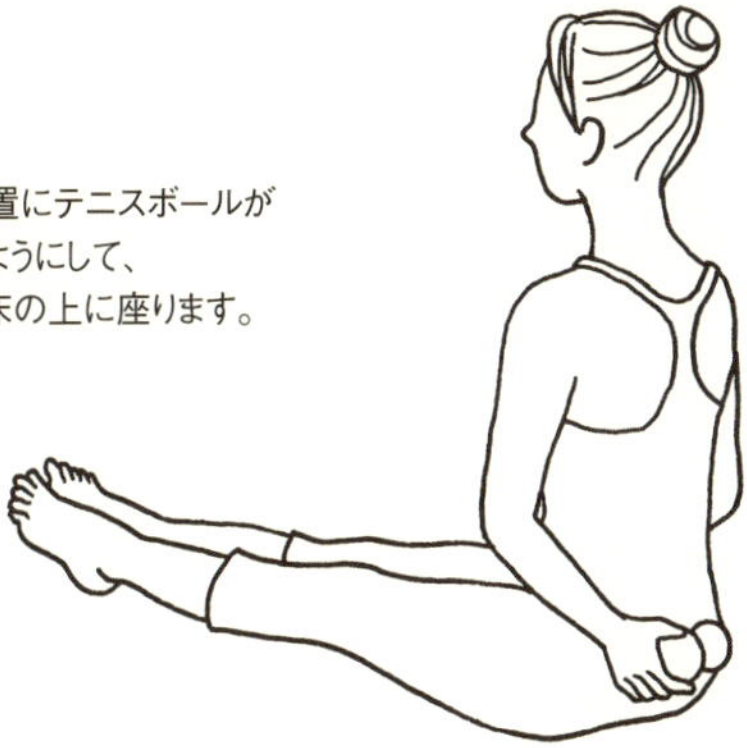

6

そのままあお向けに倒れ、
イタ気持ちよさを感じながら
1分間キープします。

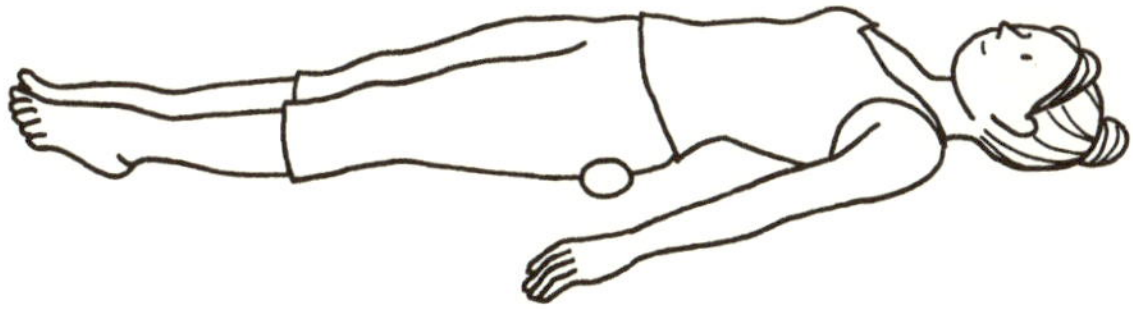

7

痛すぎるときはひざを曲げて
調整しましょう。

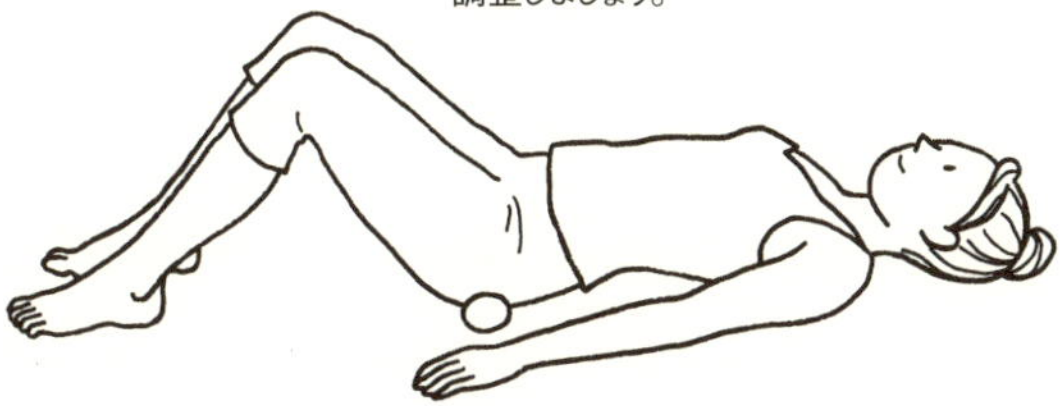

36 簡単にできる〝オットセイ体操〟を毎朝続けてみよう!

同じく、前かがみがつらいタイプにおすすめの簡単体操です。名づけて、オットセイ体操。**前かがみに曲がった背骨を気持ちよく伸ばします。**

まず、うつ伏せに寝て、腕立て伏せを始める位置に腕を置きます。

息を吐きながら上体を起こします。おへそが床から離れるくらいまでぐっと押し上げて、ハイ、ストップ! このまま1分間キープします。

腕を伸ばすよりも、腰を反らせることを意識しましょう。

この運動は、起きてすぐやると効果的です。

腰を大きく反るのがつらいという方は、ひじをつくだけでもいいです。とにかく、無理はいけません。かえって腰を痛めることもあります。

それでも痛い人は、タオルを胸の下に挟んでゆるやかに反ってみましょう。これならテレビを見ながらでもできますね。

テレビを見ながらということなら、91ページで紹介した胸張りストレッチもおすすめです。正座姿勢からやってみましょう。このときも、気持ちよく背骨が反っていることが大切です。

これらの体操は簡単ですが、最初はつらく感じるかもしれません。でも、固まってしまった体を逆に戻そうというのですから、つらくて当然です。まずは一週間続けてください。

オットセイ体操

1

床にうつ伏せになりひじ、
手のひらも床につけます。
その状態からひじを伸ばしておへそが
床から離れるまで上体を反らせます。
背筋が伸びていることを意識します。

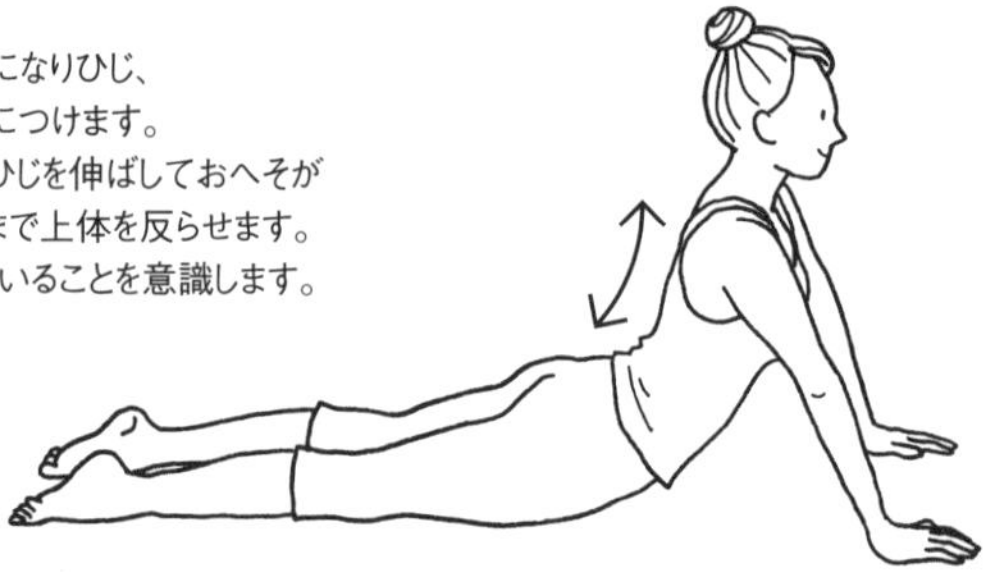

2

もしも、反るのがつらいときは、
肘をついたまま試してみましょう。
徐々に高くしていきます。

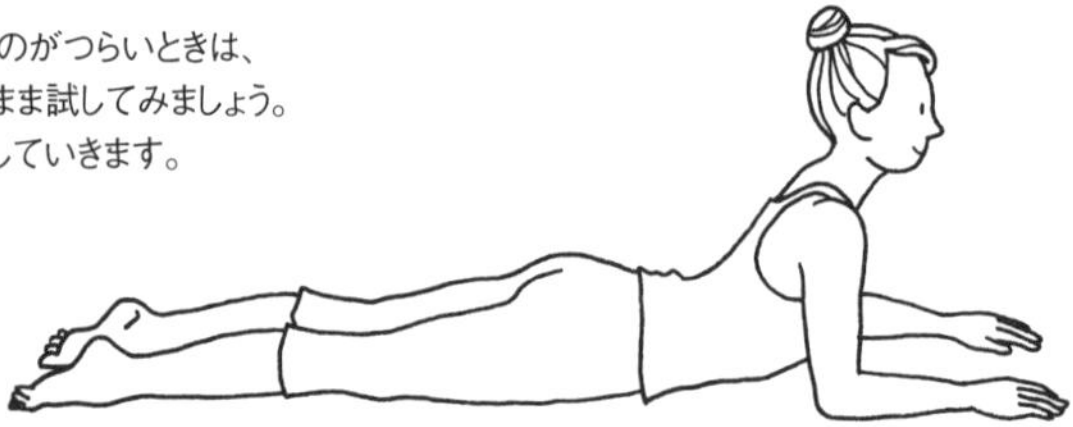

3

クッションをみぞおちの下に
はさんだバージョン。
テレビを見ながらでもできます。

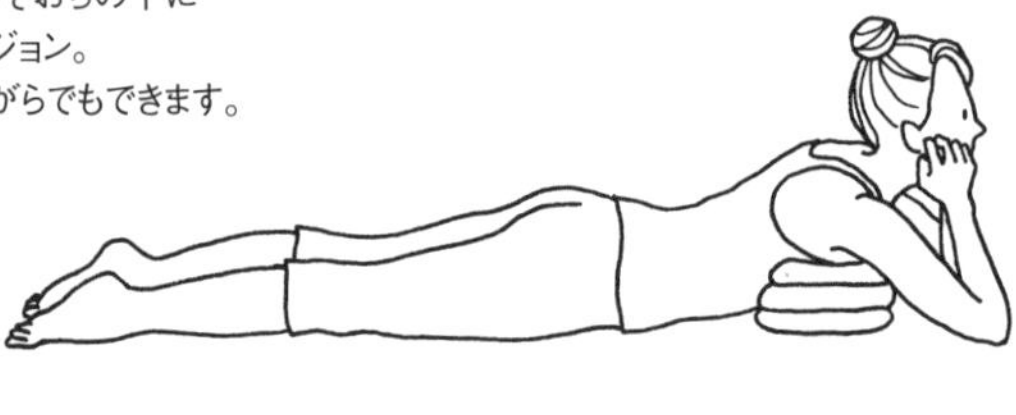

腰ねじり体操

1

あお向けに寝たポーズから痛い側の足（図では右足）を曲げて、ひざを直角にします。

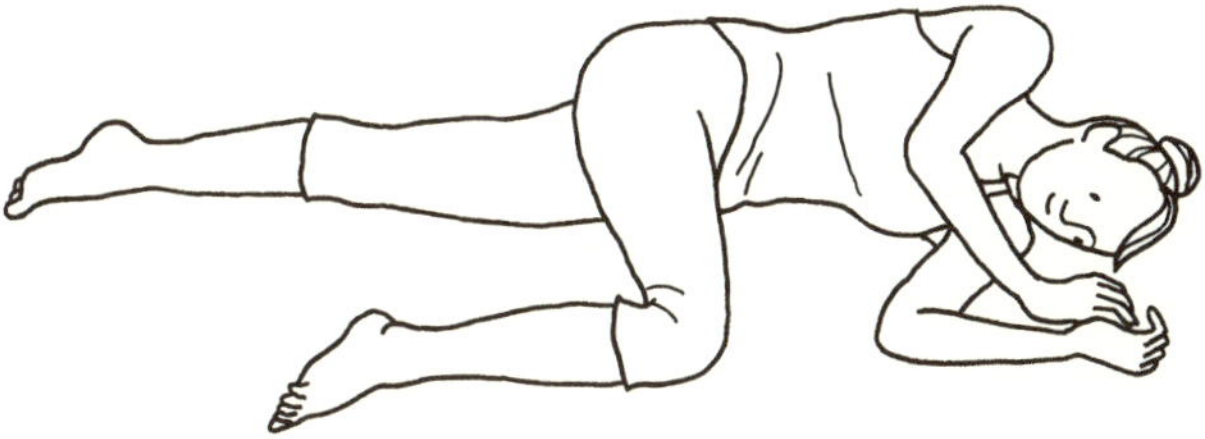

2

上半身を逆側にひねります。顔もそちらに向けます。床につけたひざが持ち上がらないように押さえます。

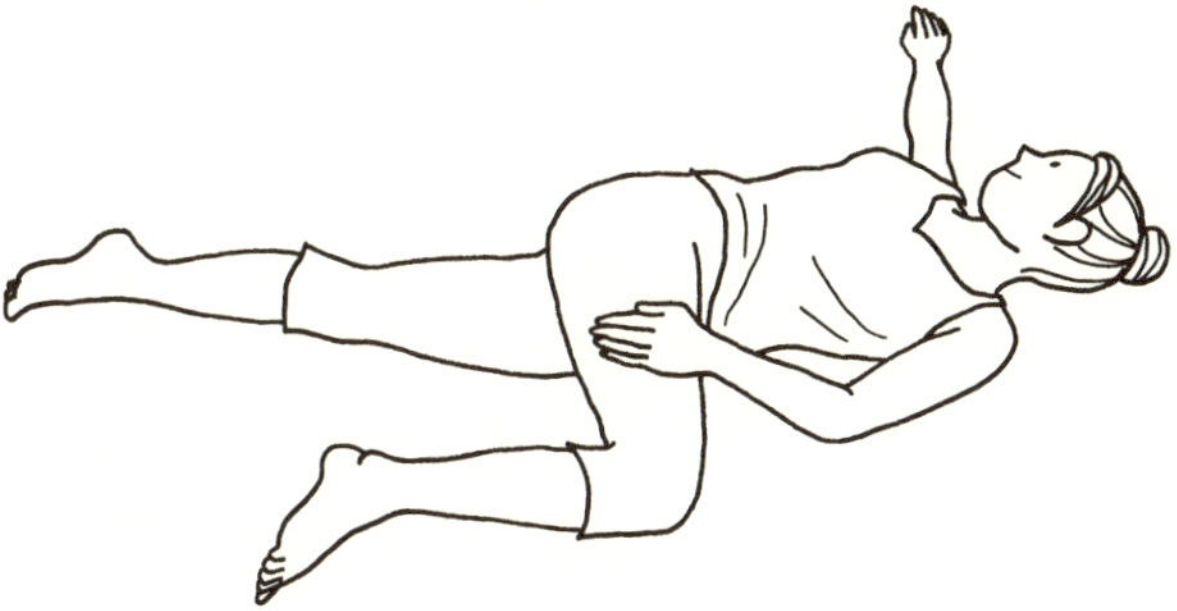

37 後ろに反ると痛い人は、テニスボールを尾てい骨に当ててストレッチを

テニスボールを使った基本の関節内包矯正ストレッチは、後ろに反ると痛いタイプにも効果的です。ただし、テニスボールを当てる位置が違いますので注意してください。

今度は先ほど確認した尾てい骨がストレッチポイントです。

テープでくっつけた2つのテニスボールを尾てい骨に当て、ゆっくりと体を倒します。そして、1分間、キープ！

これだけで仙腸関節が動きやすくなって、腰痛が消えていきます。

前かがみになると痛いタイプの方は混合型といいます。両方行ってください。

後ろに反ると痛いタイプの
簡易関節包内矯正

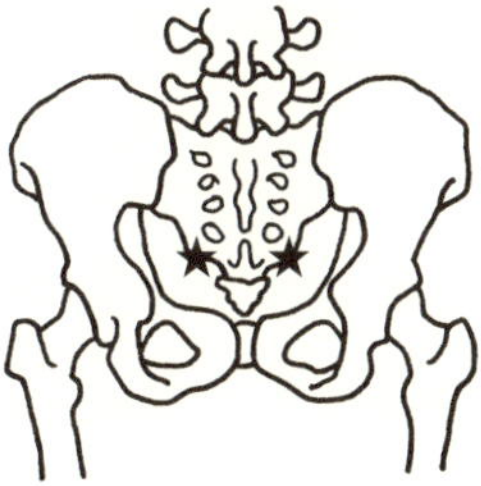

1

テニスボールを当てる位置は
尾てい骨のあたり。
前かがみが痛いタイプより
ボール1個分下です。

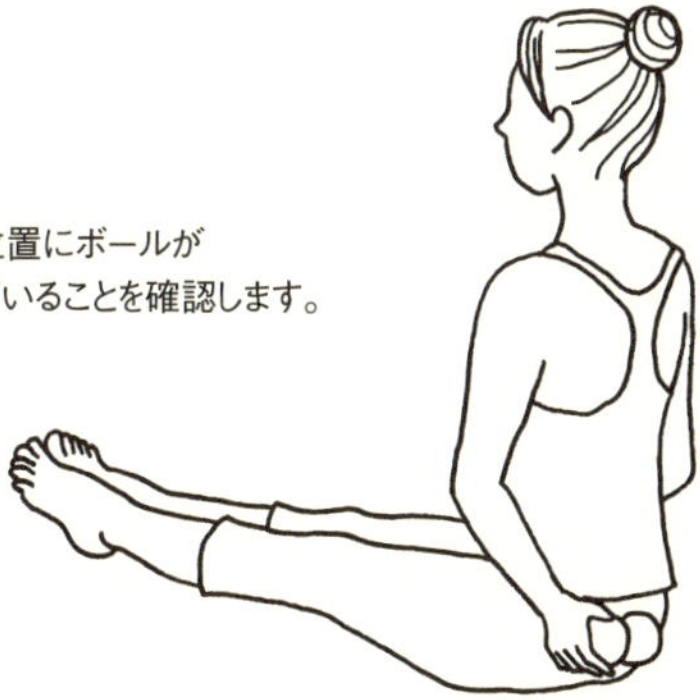

2

正しい位置にボールが
当たっていることを確認します。

3

あお向けに寝て力を抜いて
1分間、キープします。

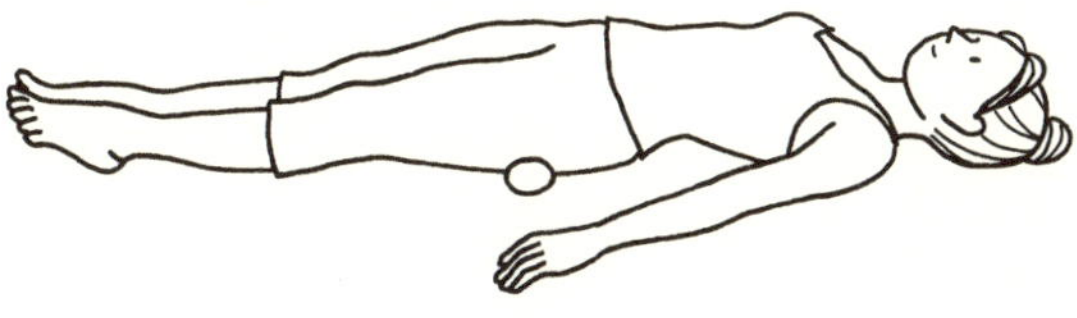

38

体を気持ちよく丸めるストレッチを家族と一緒に試してみよう

では次に、後ろに反ると痛いタイプに効果的な体操を紹介しましょう。

このタイプの方は、重心が後ろに傾く傾向があります。ですから、**ストレッチの基本は体を前に丸める動きとなります。**

まずは体丸め体操です。

タオルをお腹の前に抱えて、床の上に姿勢よく正座します。そして、ゆっくりと体を丸めていきます。手を前に伸ばして、はい、背中の筋肉が前に引き伸ばされるのを意識しま〜す。1分間キープ！

自分の力だけでは十分に曲がらない人は、家族や友人に手伝ってもらってください。

後ろから押してもらうとよく曲がります。

この運動は椅子に座ったままでもできます。自分の足首をつかむようにして丸めると気持ちよく背中が伸びますよ。これなら仕事中にもできますね。

背中を丸める運動に適しているのが、公園のジャングルジムです。1、2段上り、両手で体を支えてお尻に体重をかけます。一人でやるのは恥ずかしい、という方はお子さんやお孫さんと一緒に試してみたらいかがでしょうか。

床でねこ運動

1

正座をしてお腹に
タオルを当てた状態から
上体を前に倒します。
手を前に伸ばし、
しっかりと腰を丸めます。

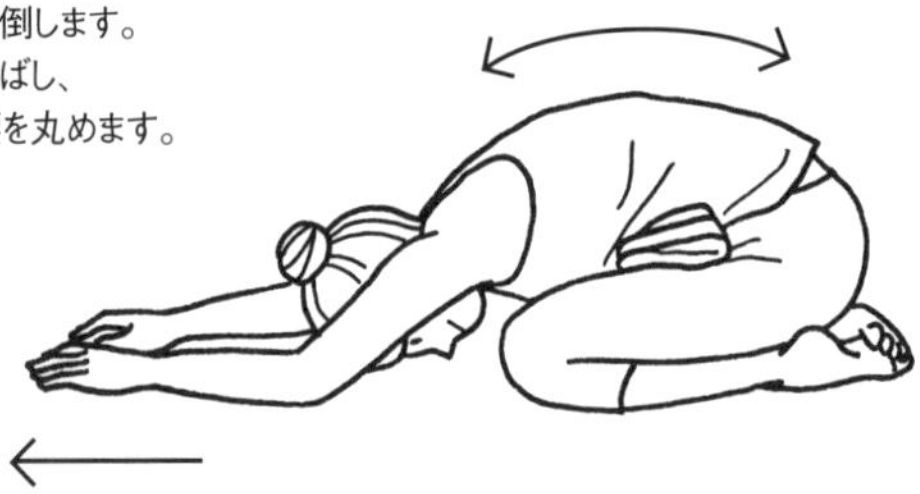

2

パートナーがいれば
腰の辺りをゆっくりと
押してもらいましょう。

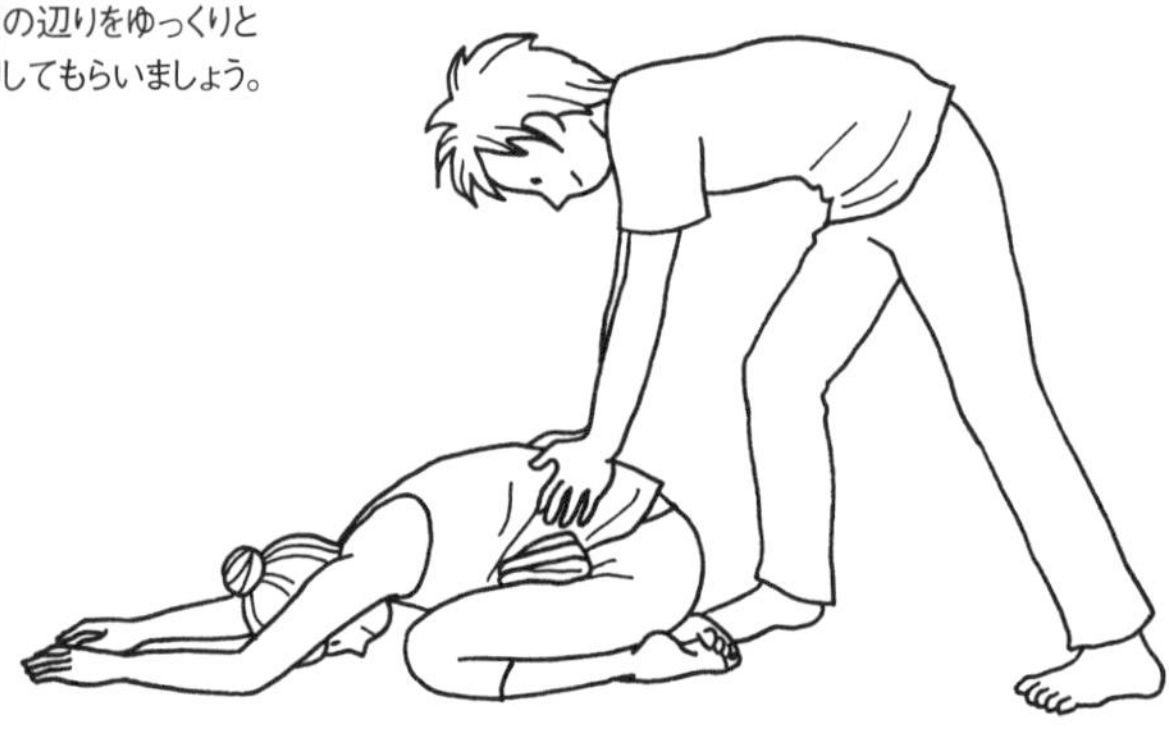

椅子でねこ運動

1

背筋を伸ばして
椅子に座った状態から
ゆっくりと息を
吐きながら体を倒し、
足首をつかみます。

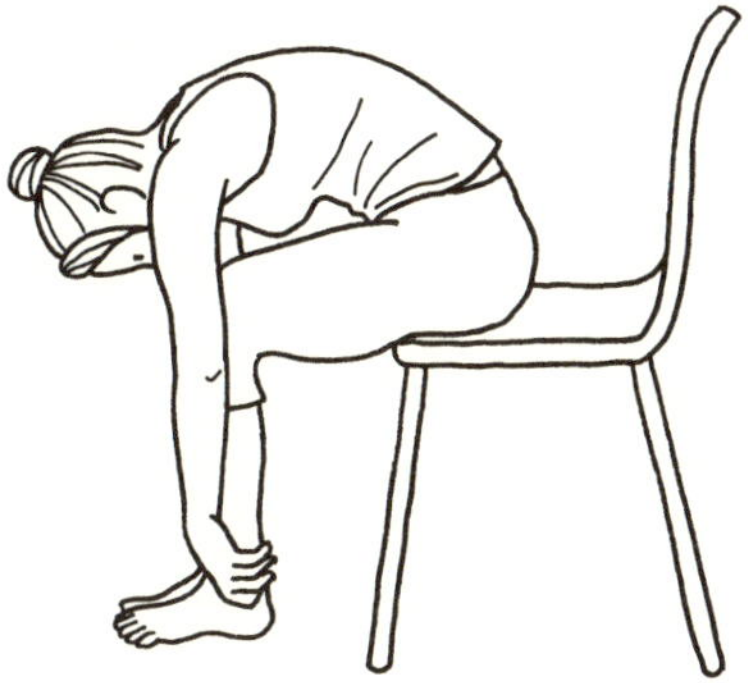

2

両足を痛くない程度に
前にスライドさせます。
このときに腰を十分に丸めて
背中が伸びている
ことを意識します。

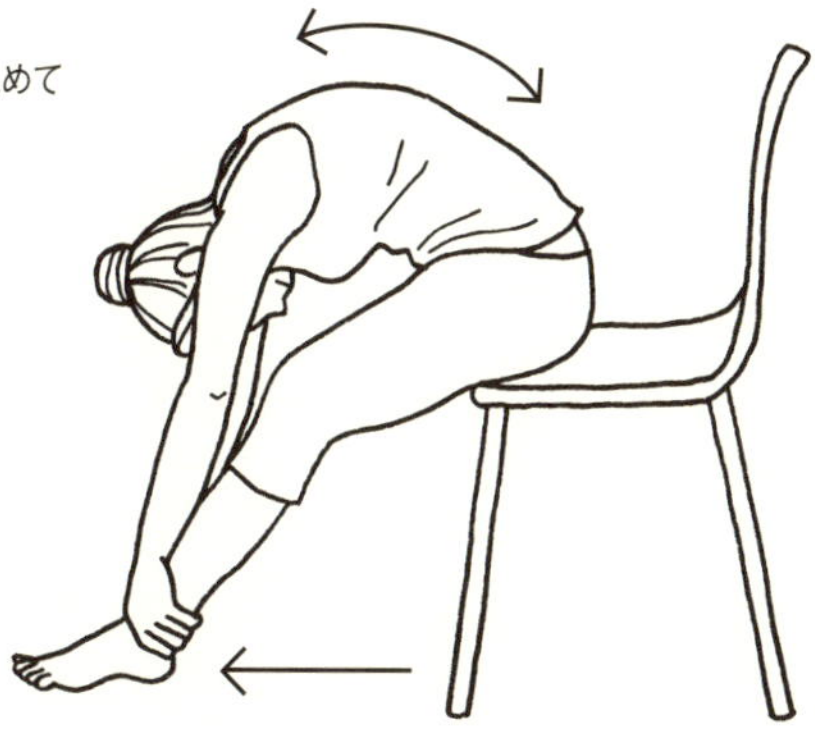

39 後ろに反ると痛い人は、〝冷え〟に要注意！

後ろに反ると痛いタイプの人には、特に注意してほしいことがあります。それは、体を冷やさないことです。このタイプの人、特に脊柱管狭窄症の人は特に気をつけてください。

市販の湿布などを使う際も、冷やすタイプは選ばないことです。

お風呂にも注意が必要です。

夏場に暑いからと水シャワーを浴びたりするのも、体を冷やす原因になります。

同様に、水泳や水中ウォークも長くプールに入り過ぎないようにしてください。プールに入ったら、こまめにジャグジーやミストサウナなどに入るようにしましょう。

夏のクーラーも注意が必要です。盲点なのは自動車の中やデパート、レストラン、映画館、電車、バスなどの外出時。気がつくと、何時間もエアコンがよく効いた建物の中で過ごしていることがあります。

常に上に羽織るものやひざ掛けを用意しておくといいでしょう。

逆にお風呂にじっくり入ったり、寝る前にもう一度入る、という習慣はいいことです。寒い冬はカイロなどを使うのもいいでしょう。寝るときも温かくしてください。

40 あご引き運動をクセにすると、首痛・ストレートネックは2週間で完治！

首痛、肩こりはストレートネックが主な原因です。ここでも**頚椎への関節包内矯正ストレッチが有効です**。

首の血流や神経が圧迫されると、めまい、イライラ、うつ症状など、関節痛以外にも深刻な症状が起こりやすくなります。早めに対策を講じることをおすすめします。

また、**腰痛があって関節包内矯正ストレッチを始めた方は、頚椎のストレッチも一緒に行ってください。**

私も院を開業したころは、首の痛みは首だけ、腰の痛みは腰だけ診てきました。しかし、首と腰（そして、ひざ）は密接に連携していることがわかり、今では両方の施術を行い効果を上げています。

現代の医学はミクロ的細分化が進んでいます。しかし全体的に診る視点が必要だと私は考えています。

7つある頚骨のうち、トラブルが起こりやすいのは、1番と7番です。ここにトラブルが起きると顔面の神経や手のしびれといった自覚症状が出やすくなります。何よりも腰痛、ひざ痛など関節の痛み、つまり老化の元凶になりますので、1日も早くこのストレッチに取り組んでください。

ストレートネックになると頚部の筋肉が収縮します。筋肉の端は頭骨についています。したがって、**関節包内矯正ストレッチは、第1頚椎と後頭骨の間に対して行います。**

こちらもポーズが決まったら1分間キープ。1日2回がおすすめですから、腰のストレッチと一緒に行うのにちょうどいいですね。

もうひとつ、ぜひ実践してほしいのが、あご引きエクササイズです。

首と頭をまっすぐに保った姿勢から、あごに手を当てて首ごとグッと後ろにスライドさせます。このとき、頚椎の下のほうを奥に押し込むイメージで行うと効果的です。

この運動は1日に何回でも行って大丈夫です。

デスクワークでグッ、テレビを観ながらグッ、料理の合間にグッ。グッ、グッ、グッ。

私は運転をしているとき、赤信号で停まるたびにグッとやってます。

ストレートネックは、頭を前に出す習慣が積み重なって、頚骨がまっすぐになってしまう症状です。この運動で頭を後ろに押し込めば、頚骨に元のS字型が復活します。

私の経験では、30分に1回、あご引きエクササイズを行えば、2、3週間でストレートネックが治ってきます。

仕事の合間のクセにして、首の健康を取り戻しましょう。

首痛にも冷えはよくありません。髪を濡れたままにしていませんか？　冬の寒さはもちろん、夏の冷房も注意が必要です。肩が露出した服もほどほどに。

お風呂は半身浴ではなくて、首までじっくり浸かりましょう。

首は万病の元です。大事にしてくださいね。

首の簡易関節包内矯正

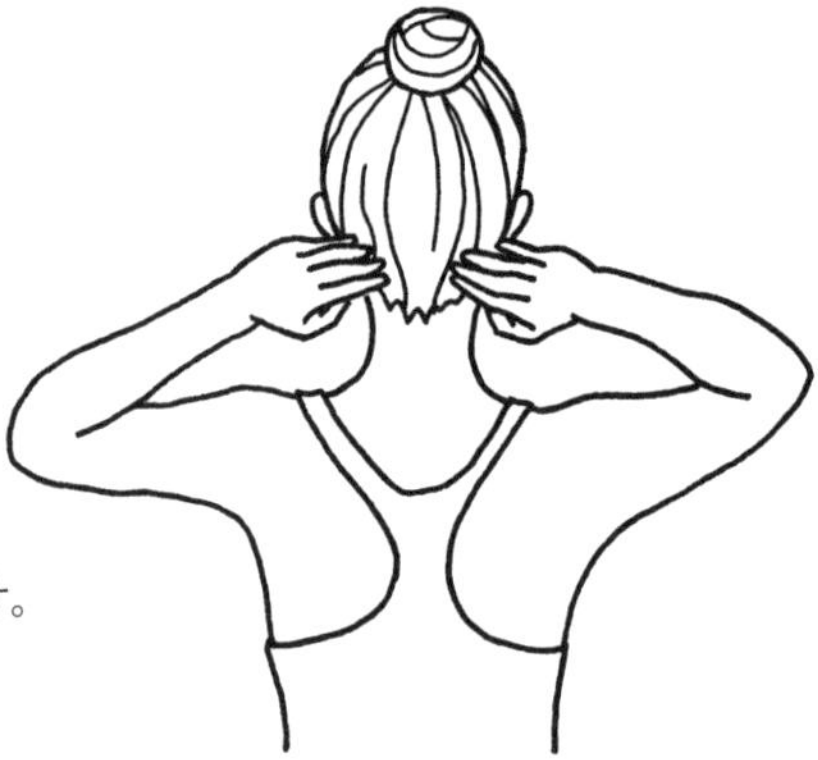

1

両耳の裏、やや下あたりに
後頭骨のでっぱりがあります。
そのすぐ下の柔らかい
ところがポイントです。

2

ポイントに2個のテニスボールを当て
あお向けに寝ます。下に本などを置いて
ボールが滑らないようにします。
1回1〜3分、1日3回までにしましょう。

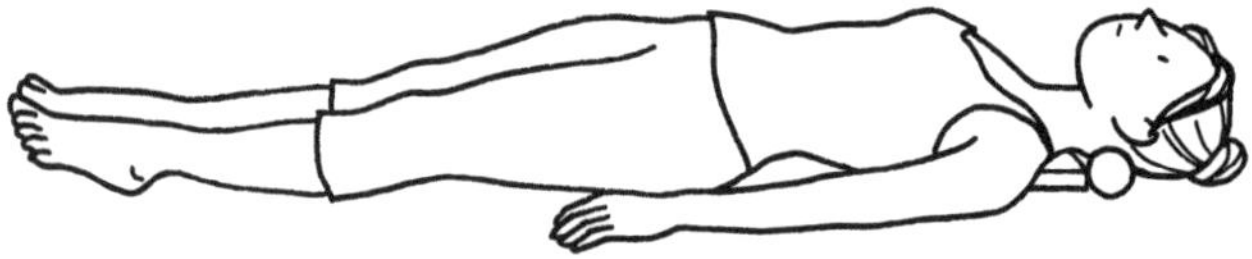

あご引きエクササイズ

1

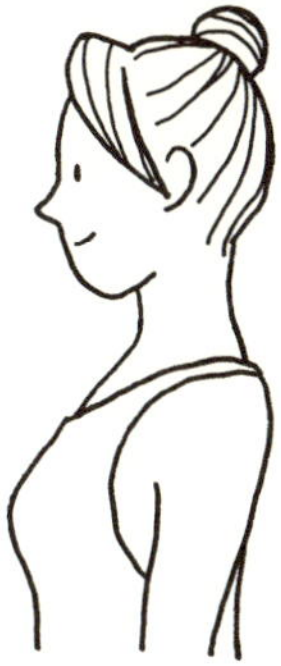

背筋をまっすぐにします。
立っていても
座っていてもOKです。

2

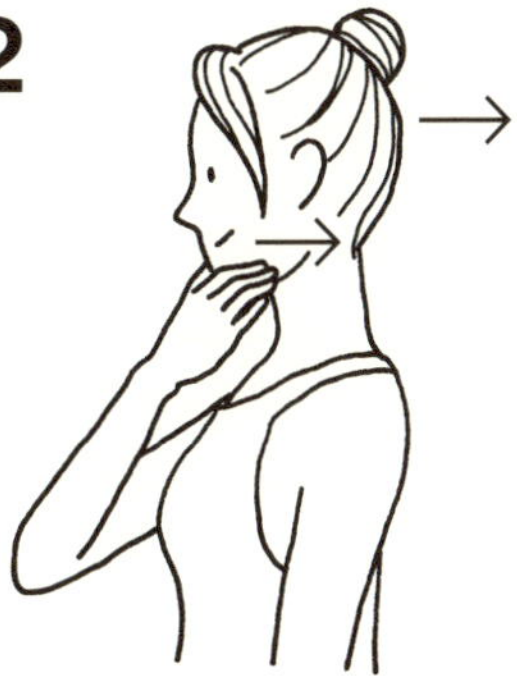

あごに指を当てて
後ろに押します。
うつむかず、首ごと後ろに
押し込むのがポイントです。
ストレートネックの
防止にもなります。

3

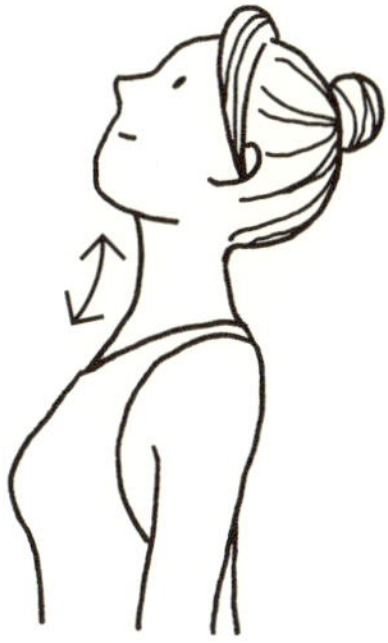

あご押しが終わったら
上を向くストレッチを行ないます。

41

股関節が痛いときにも効果的！テニスボールを使った腰のストレッチ

股関節は上半身と大腿部をつないでいる大きな関節です。大腿骨の頭が骨盤の寛骨《かんこつ》臼《きゅう》という大きなくぼみにはまっている構造になっています。

股関節のトラブルで一番多いのは、変形性股関節症です。

股関節の軟骨が磨り減って変形し、大腿部のつけ根に痛みが生じます。中年以降の女性に多いのが特徴です。あまり悪化すると歩くのもつらくなり、日常生活に支障が出てしまいます。

実は、股関節のトラブルも腰痛と同じく骨盤の仙腸関節の不具合が原因となっていることがわかりました。

股関節は骨盤と協力して上半身の重さを支えているわけですから、どちらかが働かなくなれば負担が増えて、悲鳴を上げるようになるのです。

というわけで、ここでもテニスボールを使った簡易関節包内矯正ストレッチが有効となります。 やり方については、118～119ページを参照してください。

仙腸関節を中心に、頸椎やひざのツボにもストレッチを行いましょう。

また、あお向けに寝た姿勢から、片方の足のつけ根にもう一方の足のかかとをあててプッシュする体操もおすすめです。太腿ではなく、足のつけ根を正しく押すようにしてみてください。

股関節と骨盤のすき間が広がって動きやすくなります。

42 ひざ痛の人には、このストレッチ、体操がおすすめ！

ひざ痛にもテニスボールを使った関節内包矯正ストレッチが有効です。

この場合は、テニスボールを2個つなげる必要はありませんが、やはり腰のストレッチと一緒に取り組んでほしいので、つなげたボールを使ってもいいでしょう。

お風呂に入ったときに行ってほしいのが「ひざの曲げ伸ばし体操」です。

十分にひざを伸ばした状態から、胸に抱きかかえるように引き寄せます。このとき、十分に曲げきることが大切です。

お風呂の中では関節が温まり、痛みを感じずに曲げ伸ばしすることができます。毎日、この体操を実践していると関節の硬さが取れて動きやすくなっていきます。

ひざの簡易関節包内矯正

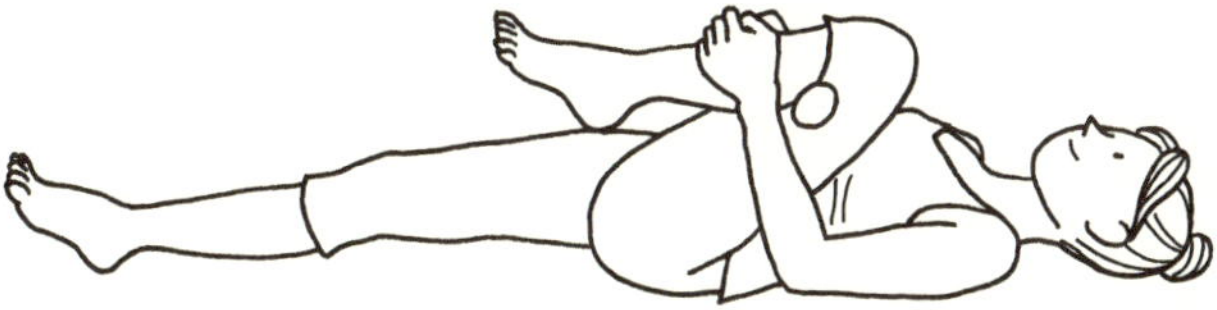

テニスボール1個をひざに挟んで押しつぶすように締めます。

アヒル座りストレッチ

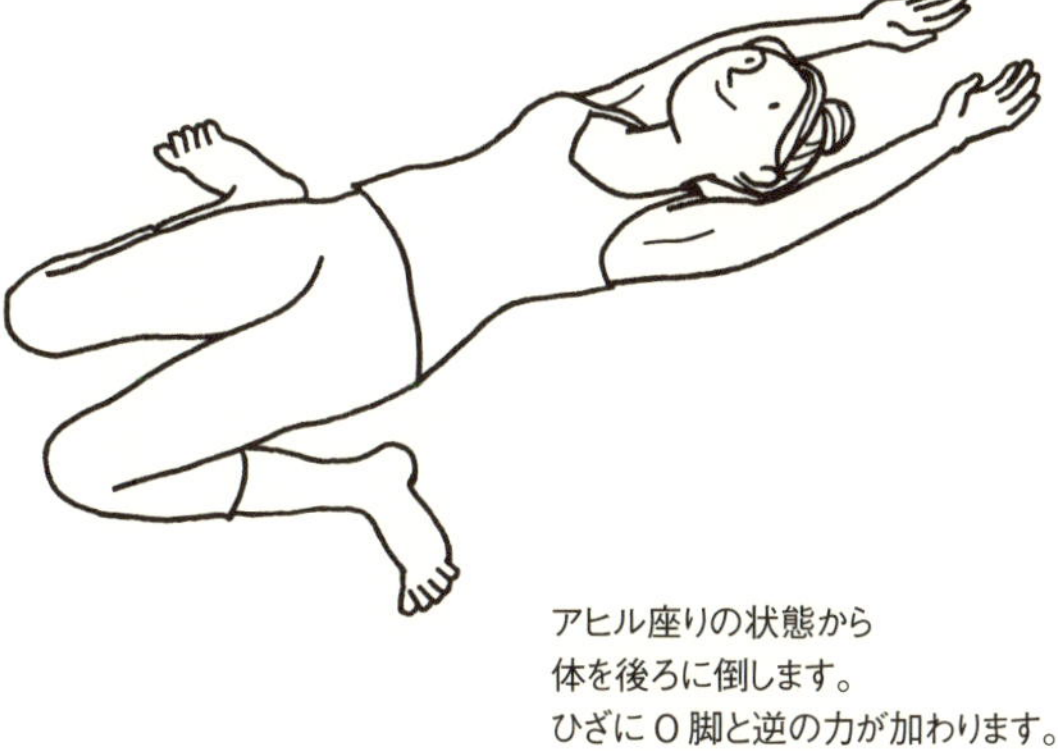

アヒル座りの状態から
体を後ろに倒します。
ひざにO脚と逆の力が加わります。

ひざ関節を広げる、「アヒル座りストレッチ」もおすすめです。背筋を伸ばした正座の状態からお尻を床につけます。ひざ関節の内側が広がった感触を実感できるはずです。

ここから上体を後ろに倒していきます。気持ちいいですね！

ひざ痛は、意外なことに筋肉のトラブルが原因であることが多くあります。知っていましたか？

太腿の裏側の筋肉をハムストリングといいます。腰の仙腸関節にずれが生ずると、このハムストリング筋が硬くなります。ハムストリングは骨盤とひざ関節をつないでいる大きな筋肉です。骨盤が正常に動かないために、ハムストリングを介してひざ関節が不自然に引っ張られるわけです。

ハムストリングを柔らかくするストレッチが「8の字体操」です。足を交差して立

8の字体操

1

足を交差して立ちます。

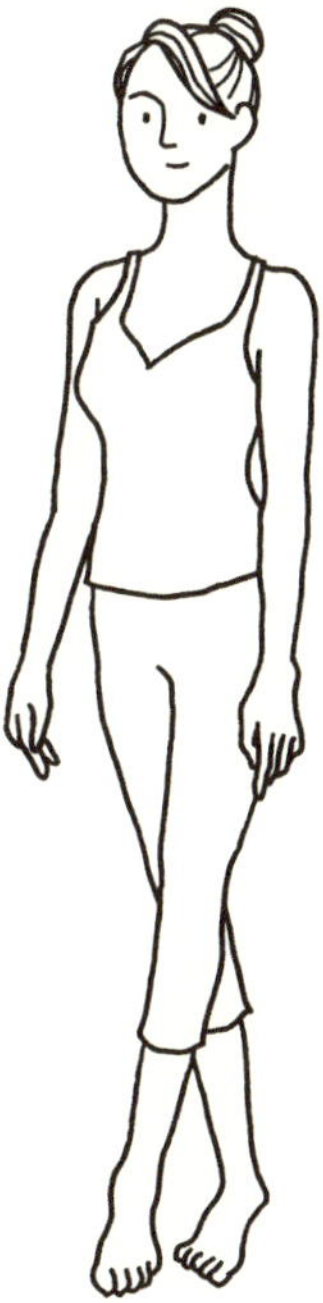

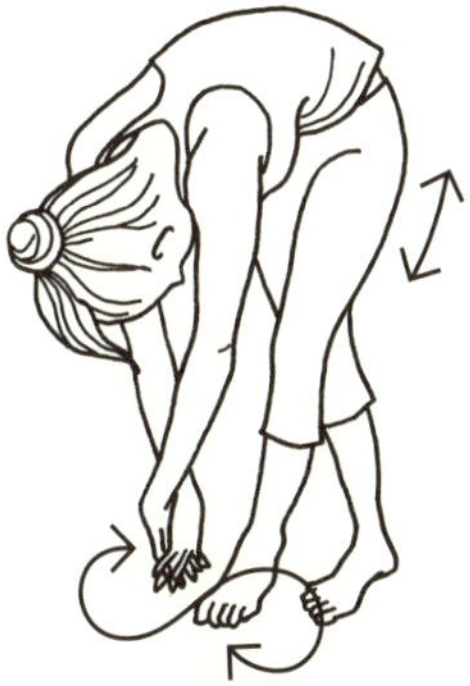

2

手の指を組んで上体を屈めてぶらぶらさせます。
ここから8の字を描くように体を動かします。
腿裏の筋肉（ハムストリング）が伸びていることを
意識してください。ひざ痛はハムストリングが
関連している場合が多いのです。

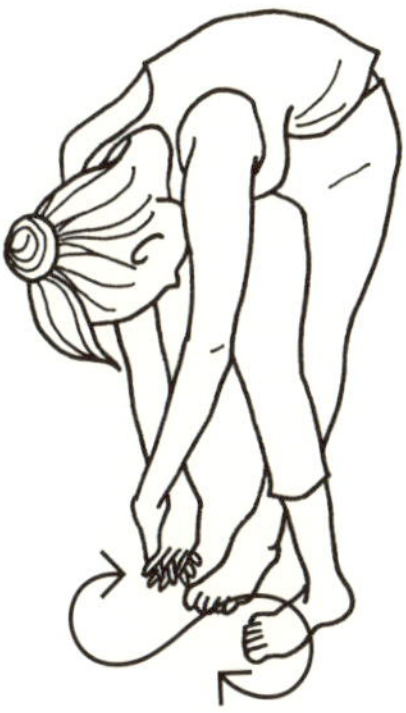

3

足を逆に交差させ、
手の指も組み替えて行います。
10回ずつ行いましょう。

ち、腕を象の鼻のように下げて8の字を描きます。

テニスボールを使った関節内包矯正ストレッチと一緒にやってみてください。

太腿の前の大腿四頭筋もひざ痛と関連性の深い筋肉です。特に急に運動してこの筋肉が炎症を起こすとひざ痛を発生します。運動の前のみならず、日ごろからこの筋肉を伸ばすストレッチをしておくと、ひざ痛予防につながります。

逆に痛いからといって安静にし過ぎるのもよくありません。

なお、筋肉が大切といっても筋トレはあまり必要ありません。それならば、しっかりとウォーキングをしてくださいね。

Chapter

4

原因はこれだ！
知っておきたい腰痛のメカニズム

43 つらい痛みの原因は関節の錆つき、引っかかりにあった！

みなさん、人間の体にいくつ関節があるか、ご存知ですか？　なんと400個以上の関節が200個以上の骨をつないでいるのです。

想像してください。**人間の体が動くときには、すべての関節が滑らかに連動します。とてもよくできた機械のようですね。**

これらの関節が問題なく動いているうちはいいのですが、どこかが錆びついたり引っかかったりすると、とたんに機械の動きが悪くなります。このときにギシギシと痛みが発生するわけです。

たくさんある関節の中で引っかかりやすいところは、だいたい決まっています。そ

れは、頚椎、腰椎、仙腸関節、股関節、ひざ関節です。体の重さを支える部分なので、荷重関節と呼ばれます。

みなさんが体験しているつらい痛みは、主にこれらの関節のあたりで発生しているはずです。

ところで、この中でとくに仙腸関節が、腰痛はもちろん、首痛、ひざ痛などほとんどの痛みの鍵を握っていると私は考えています。逆に言えば、仙腸関節がきちんと動けば、すべての痛みは消えるというわけです。

では、仙腸関節とは、いったいどこにあってどんな働きをしているのでしょうか？

149ページの骨盤のイラストを見てください。骨盤は1枚の骨ではなく、いくつかの骨によって構成されています。**仙腸関節は、骨盤中央の仙骨とその両側の腸骨をつなぐ縦長の関節です。**

え？　こんなところに関節があったの？　と驚かれる人もいるでしょう。関節といっても、たった数ミリしか動かない地味な関節です。

ところがこの地味な関節が、体の重みや外部からの衝撃を受け止めるクッションのような大切な役割を果たしているのです。そして、**仙腸関節が正常に動かないと、腰椎やひざ関節などに負担がかかり、トラブルが発生します。**

しかも、この関節はとても引っかかりを起こしやすく、使わないでいるとすぐに錆びついてしまいます。腰痛治療の肝は、この仙腸関節のケアにかかっています。

仙腸関節の位置

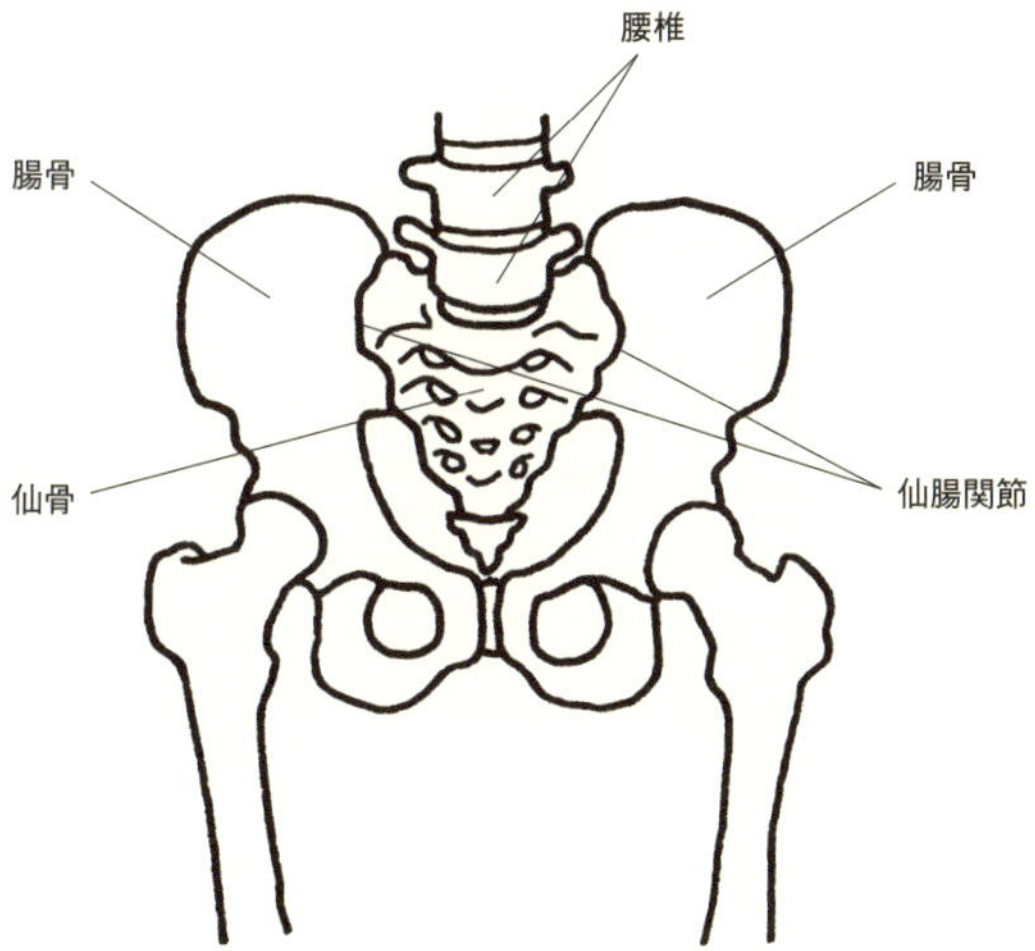

骨盤を前から見た図です。問題の仙腸関節はここにあります。
動くのはほんの数ミリですが、
体全体を支えるのに重要な役割を果たしています。

44 数ミリの骨のズレを治す関節包内矯正で痛みはたちまち解消する

関節は、関節包という袋の中におさまっています。関節包は潤滑液で満たされていて、骨と骨がスムーズに動くようにできています。

ところが、関節包の中で骨同士がぶつかったり、引っかかると急に動きが悪くなってしまいます。ギシギシと嫌な音が聞こえてきそうですね。

そして、ひとつの関節の動きが悪くなると、周辺の筋肉やじん帯などにもストレスがかかってきます。**こうしてトラブルがトラブルを呼び、ついには腰やひざに痛みが発生し、曲がりにくくなってしまうのです。**

私の治療の中心は、関節包内矯正というメソッドです。**これは関節包の中で引っか**

関節包内矯正

1

関節は液体の詰まった
関節包に包まれています。
関節痛は関節軟骨がロック
することによって発生します。

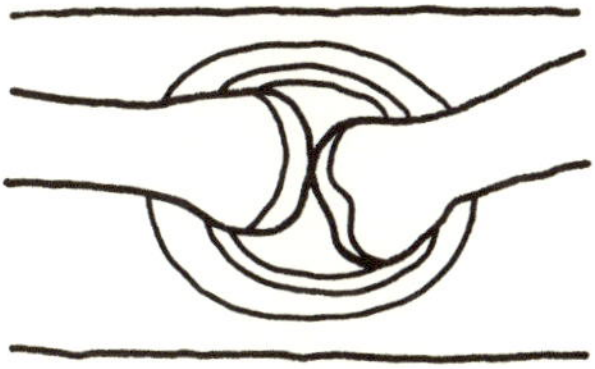

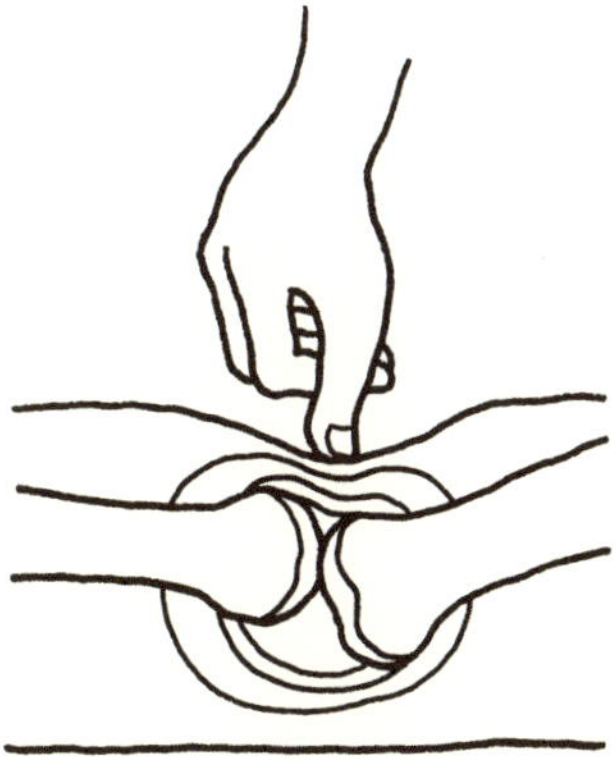

2

ロックした関節に
施術をすることで、
可動域を広げるのが
関節包内矯正です。

3

正常な状態に戻った関節。
これで痛みが消えました。

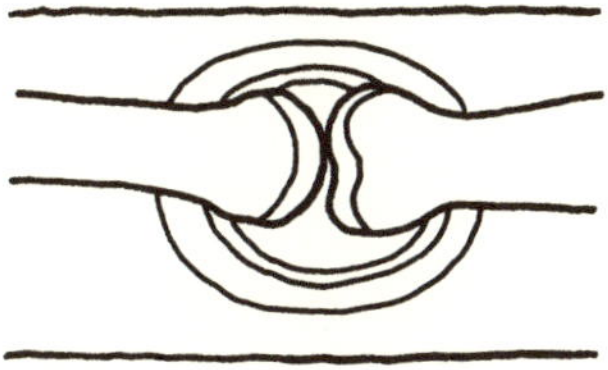

かりを起こしている部分を手技によって元に戻す治療法です。

手技とはいっても、整体のように力を入れて体のゆがみを直していくわけではありません。引っかかっている関節をマイルドな力で押して動きをよくしていくのです。関節包内のトラブルは、ほんの数ミリの骨のずれで発生しています。的確な位置を的確な角度で押してあげれば、ほとんど元に戻ってくれます。

例えて言えば、建てつけの悪いサッシをスムーズに動かす感じです。引っかかって動かなくなったサッシは、力まかせにガタガタやってもうまくいきませんよね。でも、コツを知っている職人さんがひと押しすると、あら不思議、すっと動いてくれます。関節包内矯正もまさにそんな感じです。

私の院では、熟練したスタッフが毎日、建てつけの悪くなった関節をスムーズに動くように治しています。患者さんの中にはスポーツ選手やタレントさんも多くいます。

本当は、腰痛に悩んでいるすべての人に治療をして差し上げたいところですが、そうもいきません。

そこで考えたのが、第3章までで解説してきたストレッチと体操です。簡易的ではありますが、関節包内矯正の効果は約束します。軽症であれば、痛みは引いていくはずです。

私の院で治療を受けている感覚で、毎日、続けてください。

45 8割の日本人が抱えている仙腸関節のトラブルとはどういうものか？

関節の引っかかりトラブルが最も起こりやすいのが、先ほど登場した仙腸関節です。

多くの人がこの関節に問題が起きていることに気づかずに状態を悪化させているのです。

では、何が原因で仙腸関節が引っかかってしまうのでしょうか？

最も多いのは、長時間同じ姿勢で座っていることです。特にパソコンの前でモニターとにらめっこをしているデスクワークがよくありません。しかも、多くの人が背中を丸めた悪い姿勢で作業をしています。

この本を読んできたあなたは、もう大丈夫ですよね？

悪い姿勢でのデスクワークは、骨盤が斜めになって仙腸関節により大きな負担をかけます。長時間の運転や同じ姿勢での連続作業も同じです。重い荷物を持って悪い姿勢で歩くのもよくありません。

そのほかでは、事故が原因になることもあります。

ロックバンドSHOW-YAのボーカリスト、寺田恵子さんは、若い頃に起こしたオートバイの事故が原因で関節にトラブルを発症しました。ご本人はフィットネスにも熱心で健康管理は十分なのですが、診察をするまで関節のずれには気づいていませんでした。

また、出産や尻もち、特定のスポーツに長く携わることも仙腸関節トラブルの要因になります。日ごろのいい姿勢とストレッチを心がけてください。

46 錆びついた歯車は動かなくなる、トラブルのある関節は早めに処置を

先ほど、人間の関節を機械にたとえました。スムーズに働いている400個の歯車（関節）のどこかに問題が発生したとします。あなたが機械技師だったらどうしますか？　すぐに動きの悪くなった歯車を修理して、ほかの部分に影響が出ないようにしますよね。

では、何もせずに放っておいたらどうなると思いますか？

動きが悪くなった歯車はどんどん錆びついて、ギシギシと音をたてて、ますます動きづらくなってしまいます。そうして、ほかの歯車まで調子が悪くなった末、最終的には修理不可能な状態に陥ります。

人間の関節トラブルもこれと同じです。

一番悪いのは、動かさないことです。動かさない関節はどんどん可動域が狭くなって、ついにはまったく動かなくなってしまいます。

腰が曲がって伸ばすと痛い、ひざが痛くて歩けない。痛いからじっとしていることを続けると、体が錆びついてしまいますよ。

腰痛の原因は、動かさないことか、動かし過ぎたことです。多くの患者さんは、前者です。

日ごろのメンテナンスをよくして、何かトラブルが発生したら早くケアをする。前向きな気持ちが大切です。

47 椎間板ヘルニアだった船越英一郎さんも関節包内矯正で治った！

前かがみになると痛い腰痛の代表が椎間板ヘルニアです。椎間板ヘルニアを患っている方は全国に120万人いるといわれている、とても多い病気です。

みなさんの中には、ヘルニアになると治らない、手術をしなければならない、と思っている方がいるかもしれませんが、そんなことはありません。正しい知識を持って対処することが大切です。

椎間板は骨と骨の間にあってクッションの働きをします。2つの椎間板の間には椎体があり、骨がある角度に動くようにできています。

ところが、同じ角度に不自然な荷重がかかり続けると、椎体が変形し始めます。こ

ヘルニアが治る仕組み

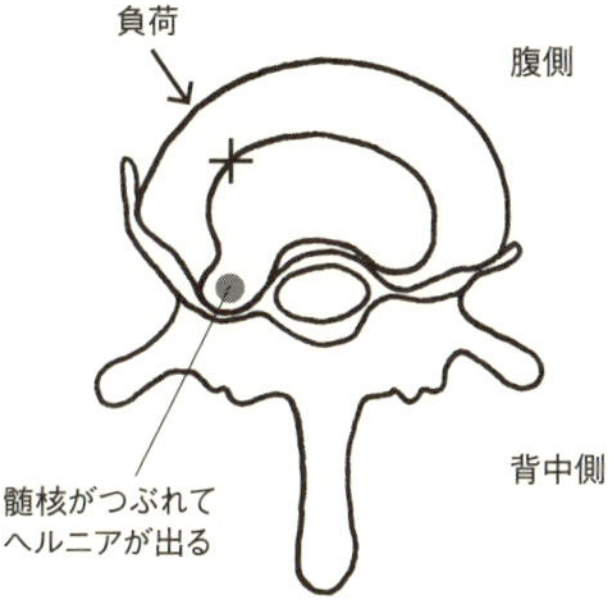

1

左前に負荷が加わり続けると、
左後ろにヘルニアが発生します。
髄核がつぶれてシリコン状の
ヘルニアが出て、
神経を刺激しています。

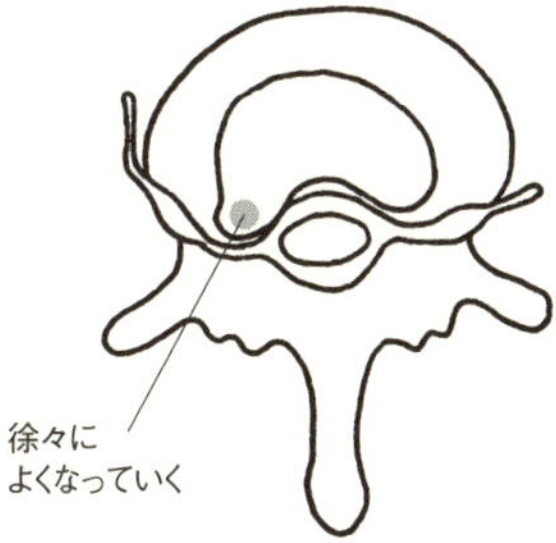

2

ヘルニアは一度出ても、
また元に戻すことができます。
的確な施術と正しい姿勢で、
徐々に治っていきます。

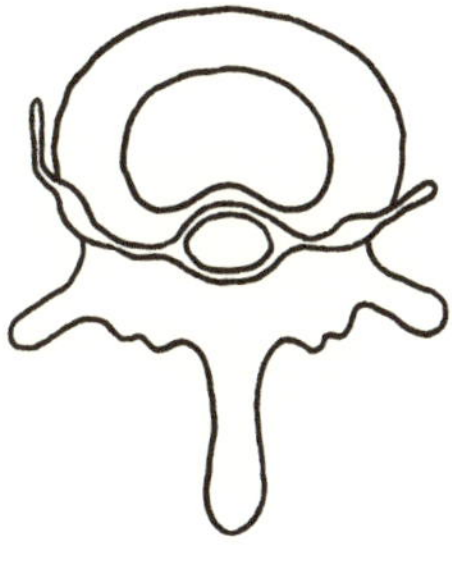

3

正常な状態に戻りました。

の状態が椎間板ヘルニアの前段階で、椎間板症という症状です。椎間板症はレントゲンでも発見できない場合が多いので、痛みがあっても原因がわからないと診断されることも多いようです。

この異常に気がつかずに悪い姿勢を続けていると、ついに椎体の髄核がつぶれ、中からヘルニアがはみ出してきます。はみ出したヘルニアは脊髄の神経を刺激し、痛みやしびれを起こします。

これが椎間板ヘルニアの仕組みです。

椎間板の左斜め前が圧力を受け続けるとヘルニアは右斜め後ろに出ると、よく誤解されますが、実際は、ほとんどが左斜め後ろに出ます。

いつも左半身を前に出して背中を丸めている人は、左斜め前に圧力がかかるわけです。俳優の船越英一郎さんは、まさにこの症状でした。

ヘルニアになると、腰だけでなくお尻や足にも症状が現れてきます。悪化すると日常生活にも支障が出ますし、再発にも頻繁に悩まされるようになります。

あまりの痛さに、この状態からはとても治らないと絶望する人も多いのですが、実はヘルニアは治る病気です。

髄核はシリコンのような物質で、椎間板への圧力がなくなれば、また元に戻っていくのです。

治療は、関節包内矯正と姿勢改善です。軽い椎間板症なら、テニスボールを使ったストレッチで治すことが可能です。

以前は椎間板ヘルニアというと手術するしかありませんでした。今は、緊急を要する方など、本人の希望がある場合のみ手術をしています。

48

コルセットは、不安を感じたときにだけ一時的に使うようにする

腰やひざに不安があって、コルセットやサポーターを使っている人も多いでしょう。ここでコルセットの使い方の注意点を挙げておきましょう。

コルセットは、もともと女性がドレスの下に付けて、きちっとした姿勢を維持するためのものです。たしかに腰痛用のコルセットを装着すると、腰が立って姿勢が安定しますよね。**正しい姿勢を覚えるための道具と考えてください。**

よくないのは、頼り過ぎることです。

したがって、コルセットを1日中つけているのは、安心感があるかもしれませんが、

使い方としてはおすすめしません。**ちょっと腰が疲れてきたなと感じたときや、不安を感じるときに、一時的に装着するようにしましょう。**

私も朝から診療が続いて、夕方、腰に疲労を感じることがあります。そういうときに、さっとコルセットを巻いています。

もうひとつ注意点としては、就寝時は使用しないことです。コルセットやサポーターは血流にはよくありません。**リラックスして眠れるように寝るときは外しましょう。**

また、コルセットは筋肉を落とす、と心配する人もいますが、そんなことはありません。正しく有効に使えば、とても重宝するものです。腰やひざに不安のある人は手元に置いておくといいでしょう。

49

心と腰はつながっている、精神的腰痛も慌てず騒がずストレッチ

腰痛の原因として、精神的ストレスが挙げられます。え？　なんでストレスで腰が痛くなるの？　と疑問に思う方もいるでしょう。でも、きちんとした理由があるのです。

心の不調が身体的な変調を起こす病気を心身症といいます。嫌なことがあって胃が痛くなったり、よく眠れなくなったりという経験、誰にでもありますよね。

人間の心身は、興奮したりリラックスしたりを調整して繰り返しています。その調整を担当しているのが自律神経です。

ところが強い精神的ストレスがあって興奮した状態ばかりが続くと、自律神経のバ

ランスが崩れて内蔵や神経が異変を起こします。この状態を自律神経失調症といいます。

自律神経失調症は、血流の悪化、筋肉の緊張も引き起こします。その結果、腰痛や首痛、肩こりといった関節や筋肉のトラブルが発生します。**心と腰はつながっているのです。**

逆に、病院で「安静にしてください」と指示されることが裏目に出ることもあります。必要以上に安静にしたため交感神経が刺激され、血管に収縮命令が出ます。これが腰の血流を低下させてしまうのです。

こういうときも、慌てず騒がず、テニスボールを使った関節包内矯正ストレッチを行ってください。すっと症状が消えていきます。

50 腰痛が治ると若返る!? 関節包内矯正にはこれだけのメリットがある

腰痛が治って若返った！　といううれしい感想をたくさんいただきます。実は、これにはきちんとした理由があります。

私が行っている関節包内矯正は、骨盤の仙腸関節や頚椎に重点を置いています。この部分というのはたくさんの血管や神経が集まっている部分です。つまり、この部分にトラブルがあるということは、血流や神経の流れが阻害されているということなのです。

私の院で施術を受けた患者さんの中には、「だんだん体がポカポカしてきた」とか、

「汗が出てきた」という方がたくさんいます。なかには診察台のシーツがびっしょり濡れるほど汗をかく方もいます。

同様に、お腹がグーッとなる人もいます。

これは、関節包内矯正を受けて血行がよくなった証拠です。**今まで滞っていた血流がダムが開くように流れ出し、新陳代謝が一気によくなったわけです。**

この状態になると、腰痛が治るのはもちろんのこと、さまざまな利点が現れてきます。

肌がすべすべしてきれいになった、筋肉がよく動くようになった、便秘が治った、などはよく聞かれる感想です。

腰が治ると若返る。コレ、本当なんです。

51 「腰痛解消→代謝アップ→ダイエット」これが幸せの方程式

腰痛解消＝新陳代謝がよくなると、どんなメリットがあるでしょうか。女性の患者さんに一番喜ばれるのが、ダイエットです。

新陳代謝がアップすると、脂肪燃焼効率がとてもよくなります。これは、体脂肪がよく燃える、いわば痩せやすい体質につながるのです。

内臓が活発に動くようになると、消化吸収がよくなります。するとそれが便秘解消効果となって現れます。血行がよくなりますから冷え症も治ります。こうして、痩せやすい体が甦《よみがえ》ってきます。本来、人間は太らない動物なのです。

新陳代謝アップは筋肉の動きとも密接に関連しています。筋肉がきちんと動くと活動的になります。休みの日といえば、ソファでじっとしていたのが、積極的に動きたくなります。さかい式関節ウォーキングにも、ますます熱心に取り組むようになるかもしれませんね！

筋肉がよく動くと、脂肪の燃焼に直結します。意識的にダイエットなどしなくても、自然と体重が減るのはこういう理由です。

なかには、「首の関節をよくしたらあごのラインが引き締まった」「ひざの関節を矯正したら足が細くなった」という話も聞きます。気になる部分の関節が動いて、筋肉も引き締まったのでしょう。

52 このストレッチで関節や筋肉がスムーズに動くようにして、ケガをしない体に！

高齢者が気をつけなくてはいけないのが思わぬケガです。捻挫でも裂傷でも、年をとると治りにくくなります。また、万が一、骨折などしてしまうと、それが原因で寝ついてしまうこともあります。

腰痛ケアによって関節がよく動くようになり、筋肉が活動的になれば、おのずとケガは少なくなります。そもそも、なぜ高齢者がケガをしやすいかといえば、自分の体がイメージ通りに動いていないからです。子供の運動会でお父さんがケガした話をよく聞きますよね。

老化により関節の可動域が狭くなってきたときの、最初の自覚症状は、つまずきや

すくなることです。関節包内矯正ストレッチを実践して、関節や筋肉がスムーズに動くように戻してください。

プロのスポーツ選手も、関節の手入れは入念に行っています。むしろ、一流選手ほどに熱心にケアしているといえます。イチロー選手が長年にわたって第一線で活躍できる秘密は、体の手入れにあるのです。

投げる力強さ、ジャンプの高さ、スイングの速さ、ダッシュ力などのパフォーマンスは、すべて関節や筋肉の動きと関わっています。それは一般の人の日常生活と変わりません。

関節が元気になると、しなやかで運動能力の高い体を維持することができます。逆に筋トレばかりして固い筋肉をつくるとケガの原因になります。

53 ホルモンバランス改善は、女性も男性も人生が明るくなる

関節包内矯正によって血流がよくなることは説明しました。それによって新陳代謝がよくなり、ホルモンバランスが改善されます。

生理痛、生理不順の大きな要因は、ホルモンバランスの悪さだといわれています。**血行がよくなり女性ホルモンが健康に分泌されるようになると、自然と生理痛を解消してくれます。**

また、仙腸関節の矯正は骨盤のゆがみを直してくれます。子宮や卵巣などの血行・神経も正常に戻してくれるのでしょう。

私の患者さんの中には長年、不妊症で悩んでいた方もいます。**その方は、たまたま腰痛の治療で来院されたのですが、関節包内矯正を受けると体質が変わり、すぐに子宝に恵まれました。**まさにうれしい副産物でした。

ホルモンバランスがよくなると、肌荒れやニキビなどのトラブルも解消します。くまやくすみも消えて、顔がつやつやと輝く人もいます。髪の毛が潤った、お化粧のノリがよくなった、などその効果は紹介しきれません。

ホルモンバランス改善の効能は女性ばかりではありません。男性も生き生きとして、男らしく自信を取り戻した方がたくさんいます。関節の治療が人生を明るくするといっても言い過ぎではありません。

54 目的は人間らしい生活を送ること、すべてはつながっている！

この本の最後に、精神活動について触れたいと思います。

心の悩みが自律神経の不調を生み、それが腰痛を引き起こすメカニズムを説明しました。ここではその逆の「好循環」を考えてみてください。

私は毎日、「長年、腰痛で苦しんできた」「どんな治療をしても治らない」「痛くて歩けなくなった」という、患者さんたちに接しています。こういう方たちの落ち込んだ姿を見ていると、本当に悲しくなります。

ところが、ひとたび、腰痛の悩みが解消したときの顔つきはどうでしょう。見違えるように元気になり、さっと明るくなるのです。

腰、首、ひざは、人間の生活の基本を支える重要な部分です。長年、痛みを抱えてきたということは、生活を犠牲にしてきたということです。人間らしい生活を取り戻す喜びは想像に難くありません。

体調がよくなるメカニズムをよく理解して、自主的に改善に取り組むことが大切です。逆にいえば、そういう人が努力をする治りやすい人です。**診断でのデータがよくなり、体が動くようになり、生活が活動的になってくると、精神活動も積極的になります。**新しいことに挑戦する意欲もわいてくるはずです。

この本で紹介してきたのは、どれも当面の目的は腰痛治療です。しかし、最終的には明るい気持ちで送れる健康な生活につながっています。腰痛治療はそのすべてを開くドアなのです。

健康プレミアムシリーズ
腰痛は歩き方を変えるだけで完治する

発行日2012年11月 6 日　第1版第 1 刷
発行日2014年 5 月20日　第1版第12刷

著者　酒井慎太郎
デザイン　間野 成
イラスト　横尾智子
石玉サコ
編集協力　株式会社コパニカス（中村裕一、牧野森太郎）
アマプロ株式会社、中山祐子
編集　柿内尚文、小林英史
発行人　高橋克佳
発行所　株式会社アスコム
〒105-0002
東京都港区愛宕1-1-11　虎ノ門八東ビル
編集部　TEL：03-5425-6627
営業部　TEL：03-5425-6626　FAX：03-5425-6770

印刷・製本　株式会社廣済堂

Printed in Japan　ISBN978-4-7762-0749-8

落丁本、乱丁本は、お手数ですが小社営業部までお送りください。
送料小社負担によりお取り替えいたします。
定価はカバーに表示しています。